はじめに

しっかりと息を吸えていますか？

1日約3万回する「呼吸」が変われば、体も心も変わる！

『深呼吸のまほう』を手にとっていただき、心よりありがとうございます。
せっかく本をお持ちいただいたのに大変申し訳ありませんが、
いったんこの本を閉じて、お手元に置いていただいてもいいですか？
そして立ったまま、3回「深呼吸」をしてみてください。

このとき
□あごが上向き、上半身がのけぞりませんでしたか？
□胸とお腹が、大きく前にふくらんでいませんでしたか？
□両腕が脇から離れていませんでしたか？

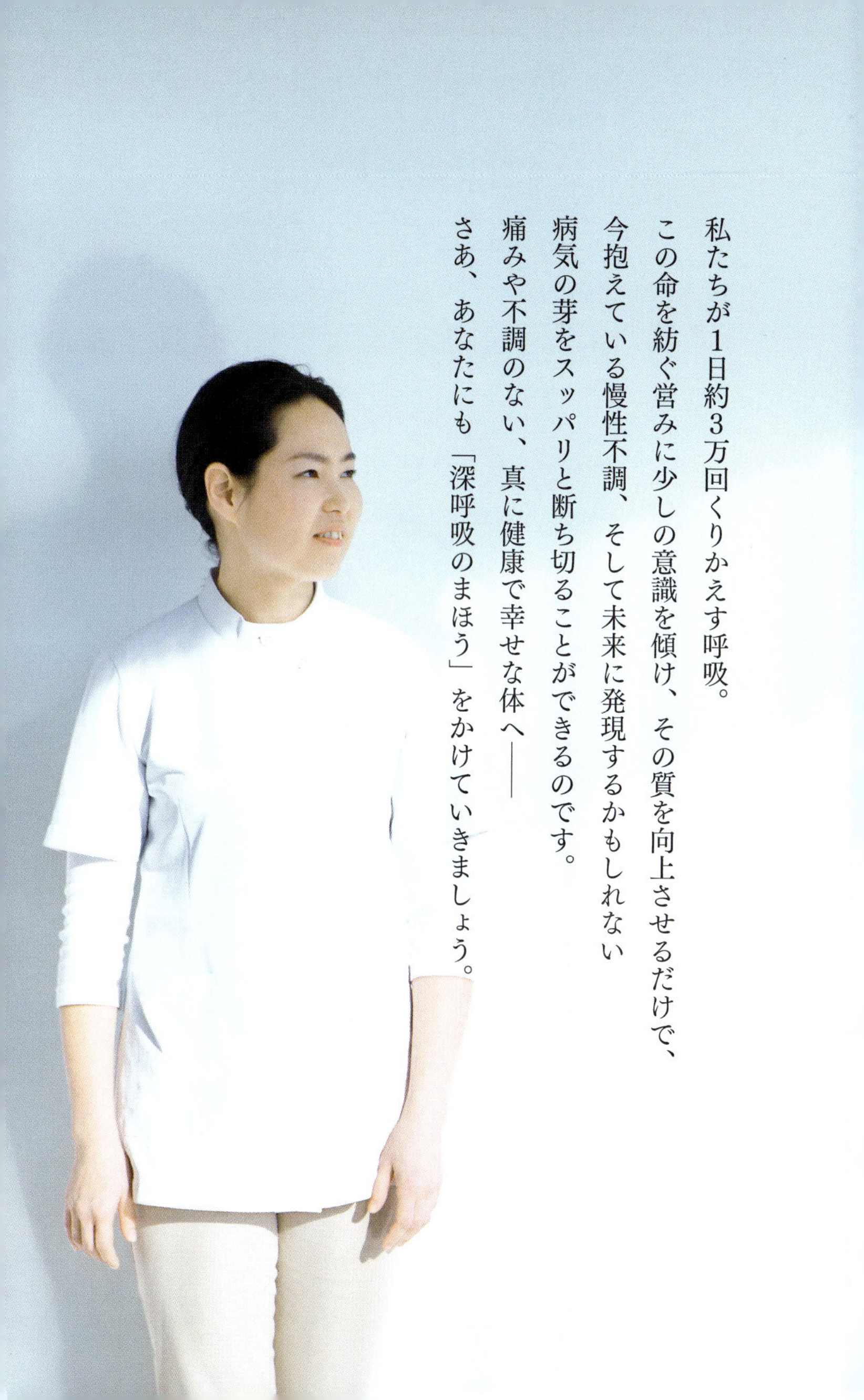

私たちが１日約３万回くりかえす呼吸。
この命を紡ぐ営みに少しの意識を傾け、その質を向上させるだけで、
今抱えている慢性不調、そして未来に発現するかもしれない
病気の芽をスッパリと断ち切ることができるのです。
痛みや不調のない、真に健康で幸せな体へ——
さあ、あなたにも「深呼吸のまほう」をかけていきましょう。

「深呼吸」と「大呼吸」は違います！

最初に深呼吸をしてもらったのは、〝深呼吸の思い込み〟に気づいていただくためです。☑が入った人が行っていたのは、残念ながら**「深呼吸」ではなく「大呼吸」です。**全身を使って胸いっぱいに息を吸おうとしたのだと思いますが、**本物の深呼吸とはただたくさん吸って、吐けばいいというものではないのです。**

世の中には、呼吸に着目した健康増進法が数多く紹介されています。でも、これから本書でお伝えしていくのは、「呼吸法」というメソッドではなく、私たちが今この瞬間にくりかえしている〝日々の呼吸〟の重要性です。

「呼吸」と「呼吸法」は違います。1日24時間のうち、起きている時間が16時間あったとしたら……1時間呼吸法の訓練をするよりも、残りの15時間行っている普段の呼吸の質を高めていくことを大切にしていきましょう。

深呼吸

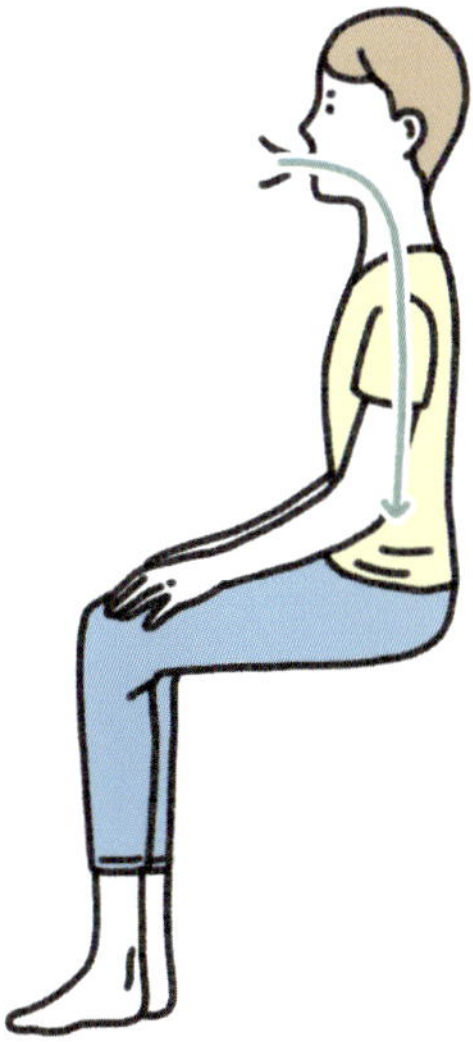

体の中心を通るように、ストンとお腹の奥へ落ちていくような深い呼吸。

大呼吸

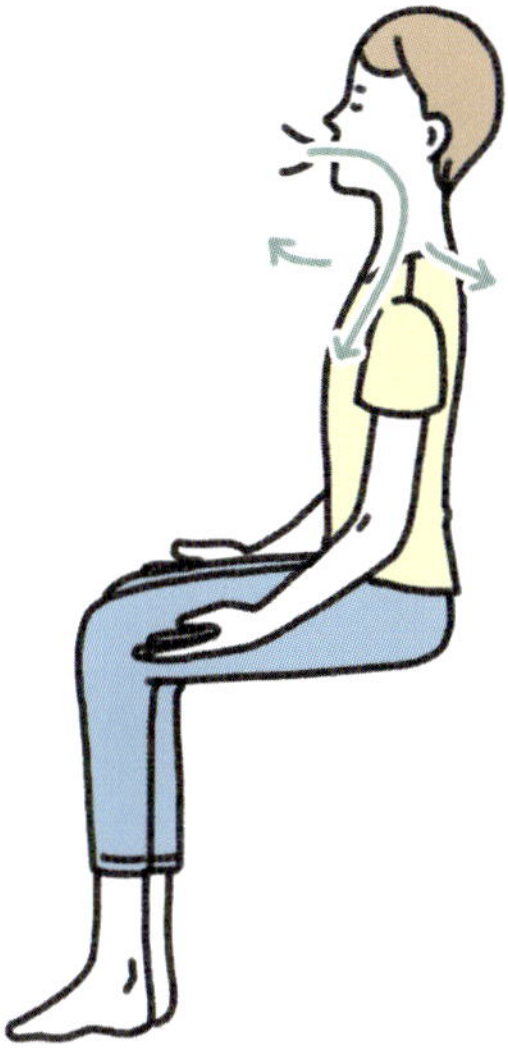

たくさん吸えているようで吸えていない。息が体の前面に散らばっていくような浅い呼吸。

{ 体感してみよう！ }

息を“お腹の奥”まで落とせている？

あなたの呼吸力チェック

1

合掌した状態で深呼吸する

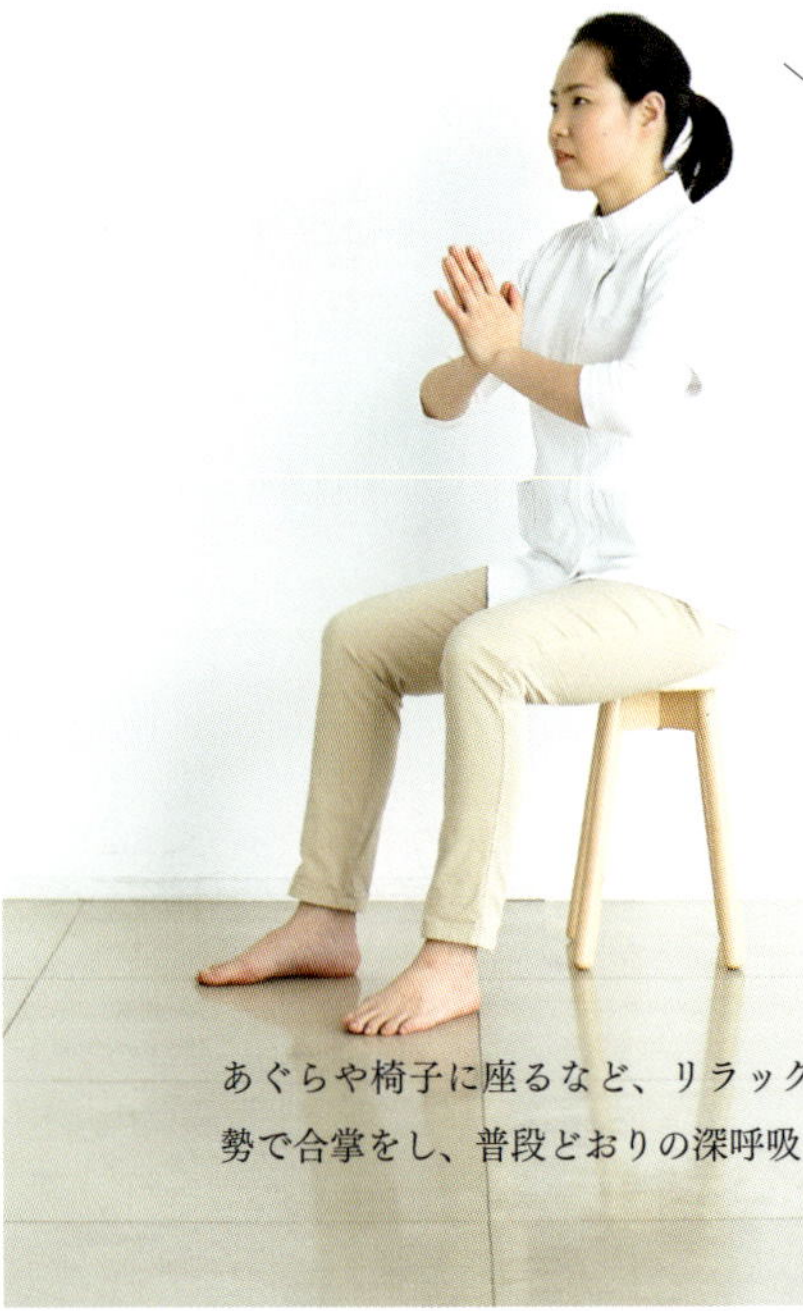

\ POINT /

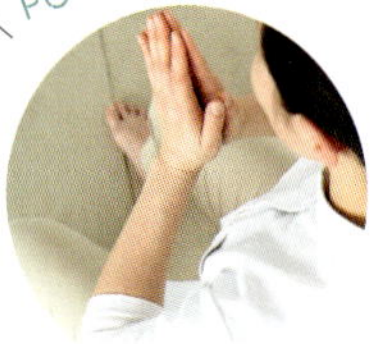

胸から手をはなす。

あぐらや椅子に座るなど、リラックスできる姿勢で合掌をし、普段どおりの深呼吸を5回行う。

2

合掌を胸に近づけ、お腹の奥まで呼吸を通す

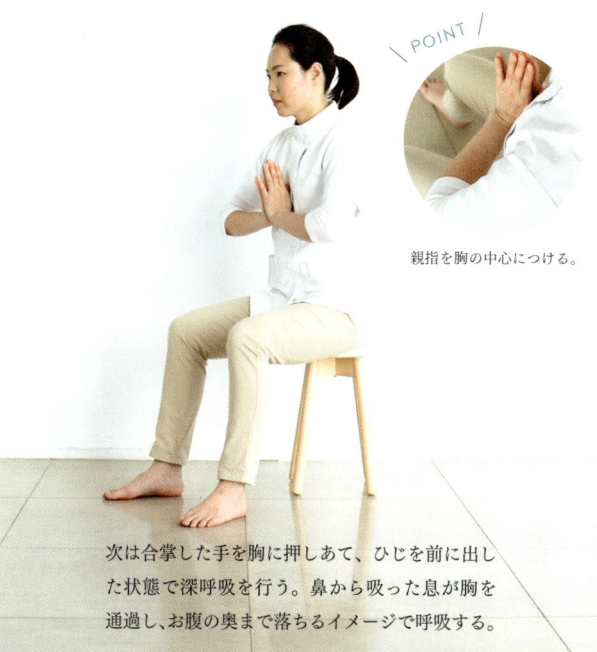

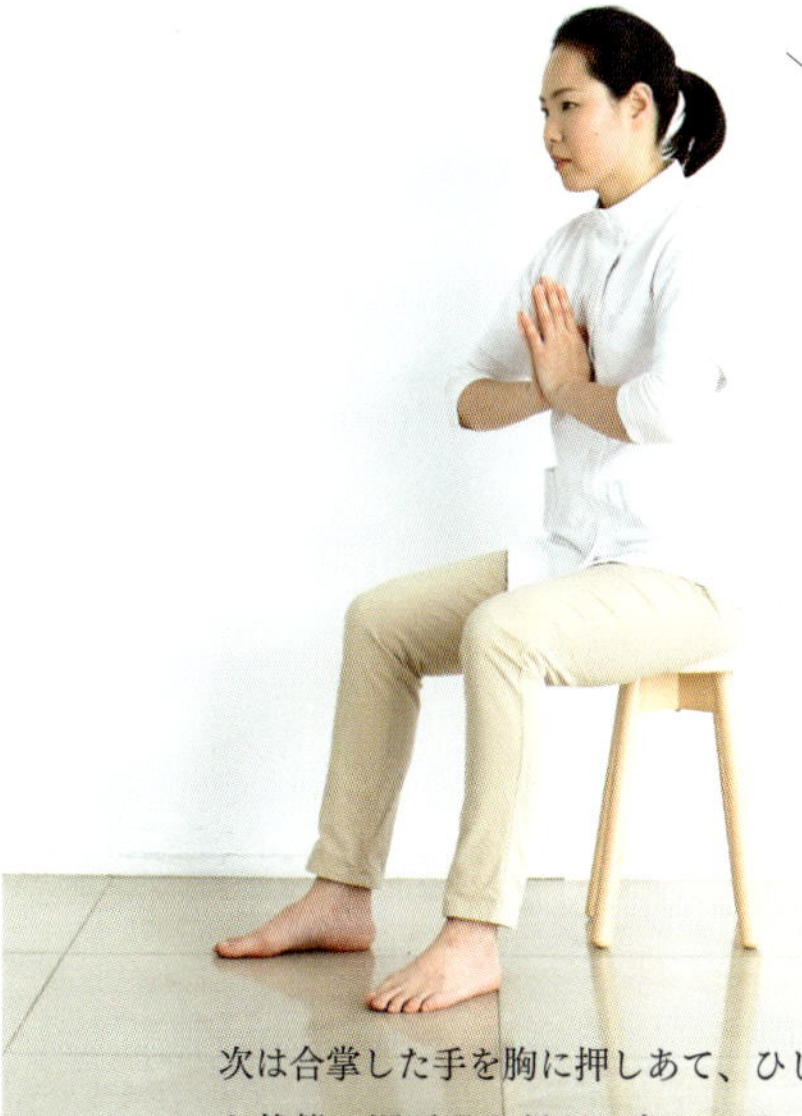

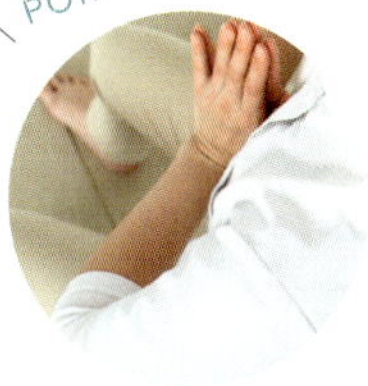

親指を胸の中心につける。

次は合掌した手を胸に押しあて、ひじを前に出した状態で深呼吸を行う。鼻から吸った息が胸を通過し、お腹の奥まで落ちるイメージで呼吸する。

良い呼吸とは、“中心”におさまっているかどうか

「呼吸力チェック」で行った2種類の呼吸の違い、おわかりになりましたか？普段自分が体のどのあたりを使って呼吸をしているのか、そして本当の深い呼吸とは何かを体感していただけたと思います。

鼻から吸った息が体の中心を通過し、腹の底にストンとおさまっていく――この深呼吸の感覚をぜひ覚えておいてください。

息を吸うと体幹部分が風船のようにふくらみ、吐くとしぼんでいくのがわかりますね。**呼吸は、この「ふくらむ」「しぼむ」のリズムに従って、体の中心から手・足先の末端へ、そして末端から中心へ向かって、血液、リンパ、体液などとともに全身を巡っています。**このスムーズな**“呼吸循環”**こそが、人間の自然治癒力を向上させ、病気のない健康な体へと導く重要なポイントになるのです。

良い呼吸の状態

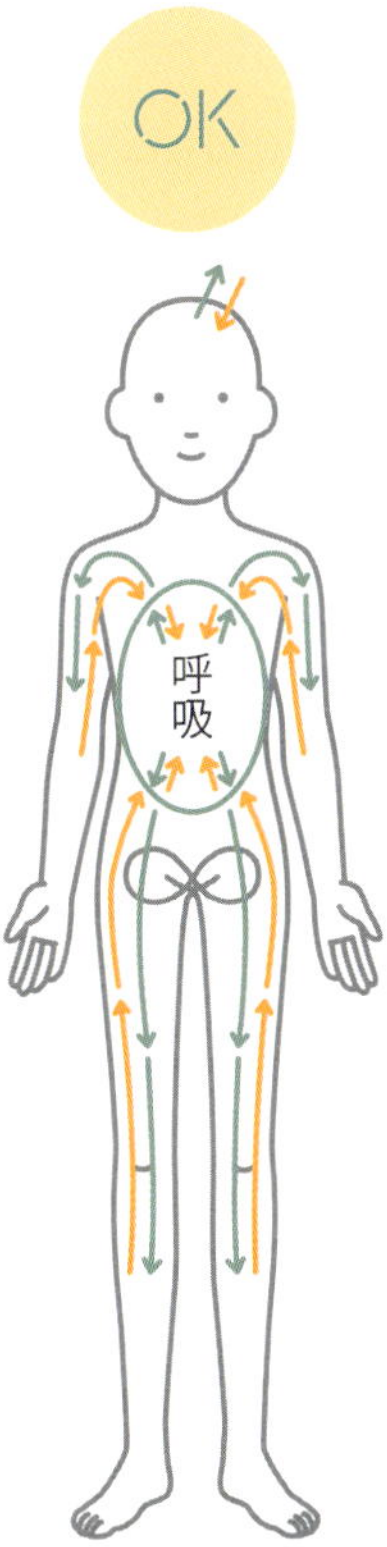

呼吸が深く、
ふくらむ⇔しぼむの
リズムに従って
全身の循環が
行われている

深い呼吸が頭から手足末端までくまなく巡ることで、自然治癒力が働く体内環境ができる。

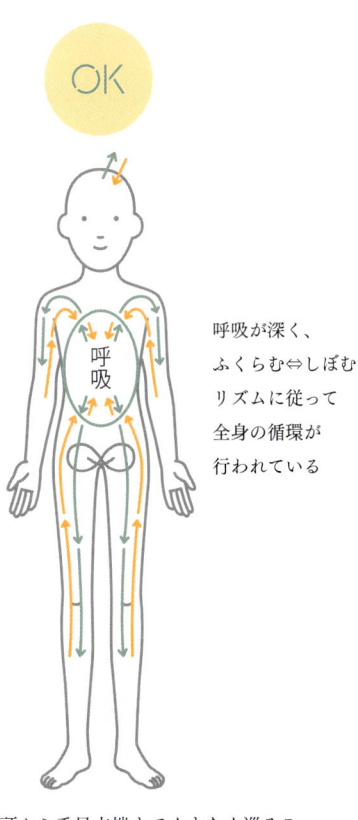

小さな緊張が知らないうちに呼吸を止めてしまっている！

深い呼吸が人間の自然治癒力を向上させる〝まほうの呼吸〟ならば、浅い呼吸は体にさまざまな不調をおびき寄せる〝魔の呼吸〟です。

浅い呼吸は、呼吸循環の中枢にあたる体幹の表面部分に小さく窮屈《きゅうくつ》にとどまったまま、呼吸のエネルギーを全身に送り出すことができません。深い呼吸のように、全身へ波及していく力強さがないのです。

呼吸循環・体液循環が悪くなると、筋肉、関節、血流、リンパ、免疫、自律神経など健康を司《つかさど》る体の各種機能が低下し、あらゆる不調の芽が育ちはじめます。

「深呼吸ができない」「呼吸が浅くなる」「呼吸が止まってしまう」……そこにはある共通の原因があることをご存じでしょうか？　それは、日常生活の中で私たちの体に無意識のうちに生じてしまう些細《ささい》な**「緊張」と「力《りき》み」**です。

浅い呼吸の状態

NG
末端から入ってきた力みは、肩と股関節をロックし、呼吸を浅くする
呼吸
浅く小さな呼吸を体幹の表面部分のみで行っている
体の末端の力みが体幹へと連鎖していく

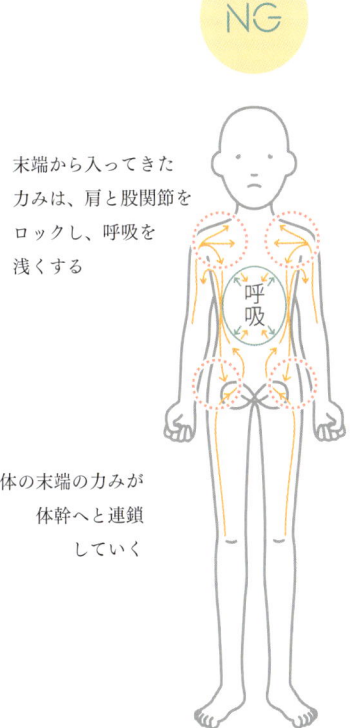

呼吸が体幹部分に窮屈にとどまり、全身に回らない。体の各種機能も働きづらくなっている。

なぜ、呼吸が浅くなってしまうのか？

浅い呼吸を招く、些細な緊張や力み。それは一体どこからやってくるのでしょうか。**その発信源となっているのは、じつはあなたの〝手〟なのです。**たとえば、昨晩のシャンプーを思い出してみてください。緊張グセのある人は髪を洗うとき、呼吸が極端に浅くなっているはずです。同時に、全身を不必要にこわばらせてもいます。ただ髪を洗うだけだというのに、一体なぜなのでしょう？

その原因は、洗髪時にかかる強い指先の力みにあります。指から入った強い緊張は、肩・首へ、そして呼吸循環の中枢である体幹を固め呼吸を浅くします。**緊張は、足から入ることもあります。**足先から入った力みは、ひざ、股関節を通って体幹へと波及し、深い呼吸をさまたげます。末端からはじまる「緊張と力みの連鎖」が、浅く止まりやすい呼吸を呼び寄せているのです。

浅い呼吸は、手先と足先からやってくる！

緊張の連鎖とは？

↓

手・足先の力み

肩、股関節へ
緊張の連鎖が発生

緊張が呼吸の中枢である
体幹へと伝わる

↓

浅く小さい呼吸になる!!

{ 体感してみよう！}

たった１分で深い呼吸を作る
「深呼吸のまほう」

深呼吸の理論をあれこれ説明するよりも、体感していただいた方が早いかもしれませんね。まず、あなたの体に「深呼吸のまほう」をかけてごらんにいれましょう。

とはいっても、難しいエクササイズや息が切れるようなハードワークをしてもらうわけではありませんからご安心ください。

ここで紹介するのは、短時間で誰もが実践できるとても簡単な動きです。あまりにシンプル過ぎて「え、これだけ？」と物足りなく思う人もいるかもしれませんが、この中には呼吸を深める体勢や動きが凝縮されています。

「呼吸を中心におさめる」、「呼吸を深くする」このふたつのワークを行う前と終えたあとを比べると、このように深呼吸の質や体の状態が大きく変わっていることに驚くでしょう。

・呼吸が体の中心を通過するのがわかる
・呼吸の通り道が太くなった気がする
・鼻がスーッと通る
・目がパッチリ見開く
・地に足が着く
・体が軽くなる
・手足がポカポカしてくる

できれば1日1回、3カ月このワークを続けてください。大切なのは、深い呼吸の感覚をくりかえし体に覚え込ませること。そうすることで、強く太い〝呼吸軸〟が養われていくのです。

息がしっかり吸えるようになる
1日3分の感覚訓練

「深呼吸のまほう」

呼吸を中心におさめる

呼吸を深くする

浅く止まりやすい普段の呼吸が、瞬く間に深い呼吸に変わるふたつのワーク。呼吸だけでなく、体の状態の変化も実感することができるでしょう。

呼吸を中心におさめる

1

3回深呼吸をして、今の呼吸状態を確認

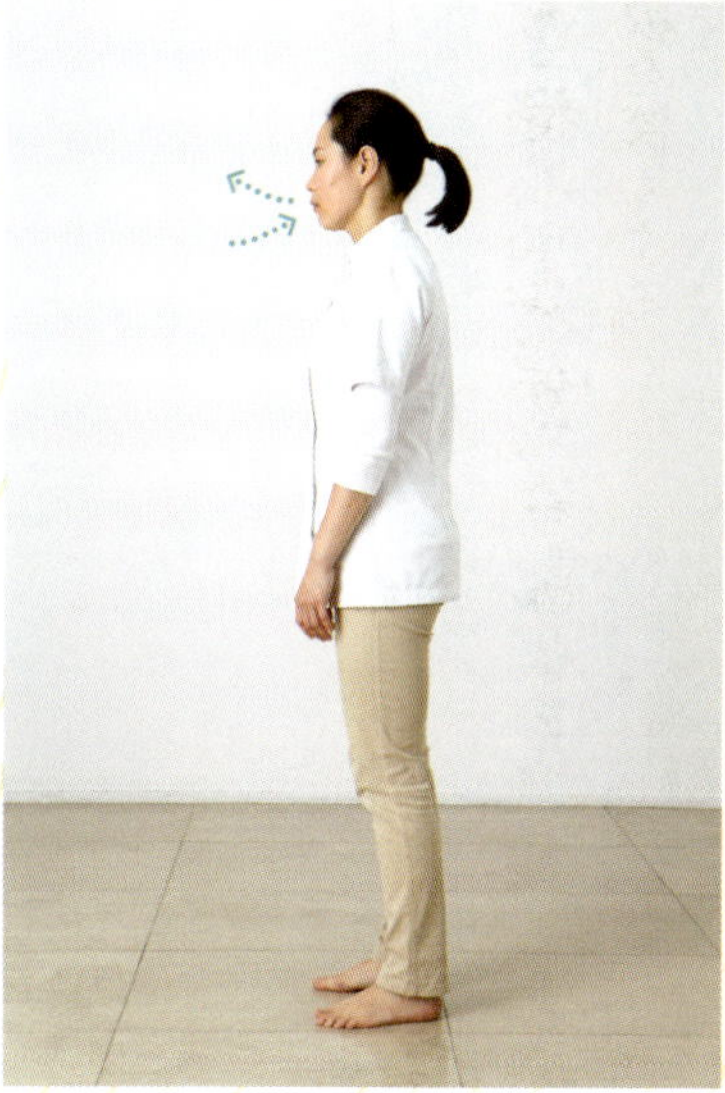

下記のような「呼吸グセ」に気をつけましょう
□息を吸ったときあごが上がり、吐くと戻る
□息を吸ったとき上半身が後ろに反るような動きが出て、吐くと戻る
□息を吸ったとき両腕が脇から離れる、または手のひらが体の前を向いて、吐くと戻る
□息を吸ったとき胸やお腹が大きく前側にふくらんで、吐くと戻る

2

かがんだ状態から手を前につく

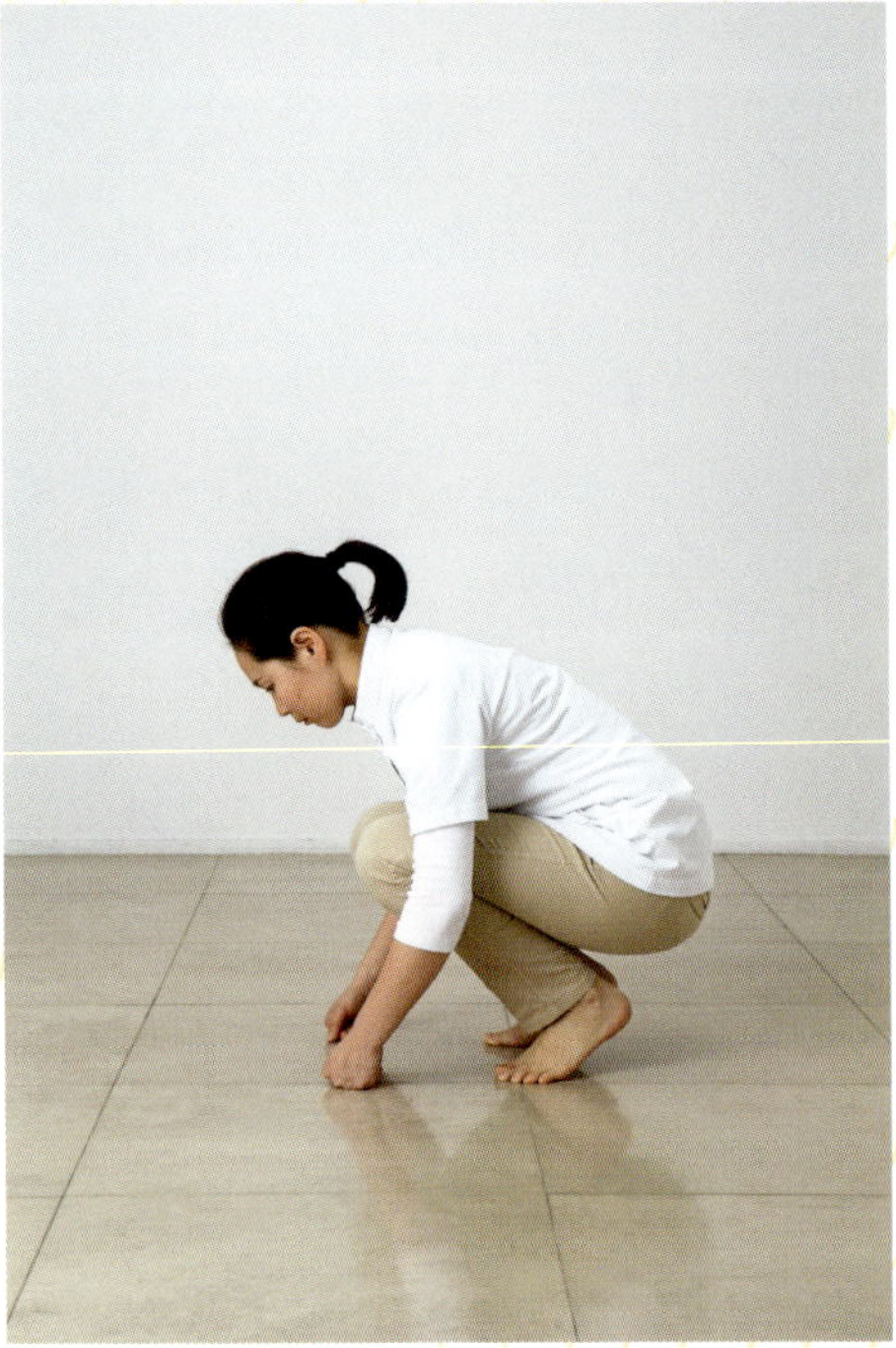

床に手をつくようにしてかがむ。手と手の間は、
肩幅よりやや広めにとる。

3

床にひざをつき、両手を前へ

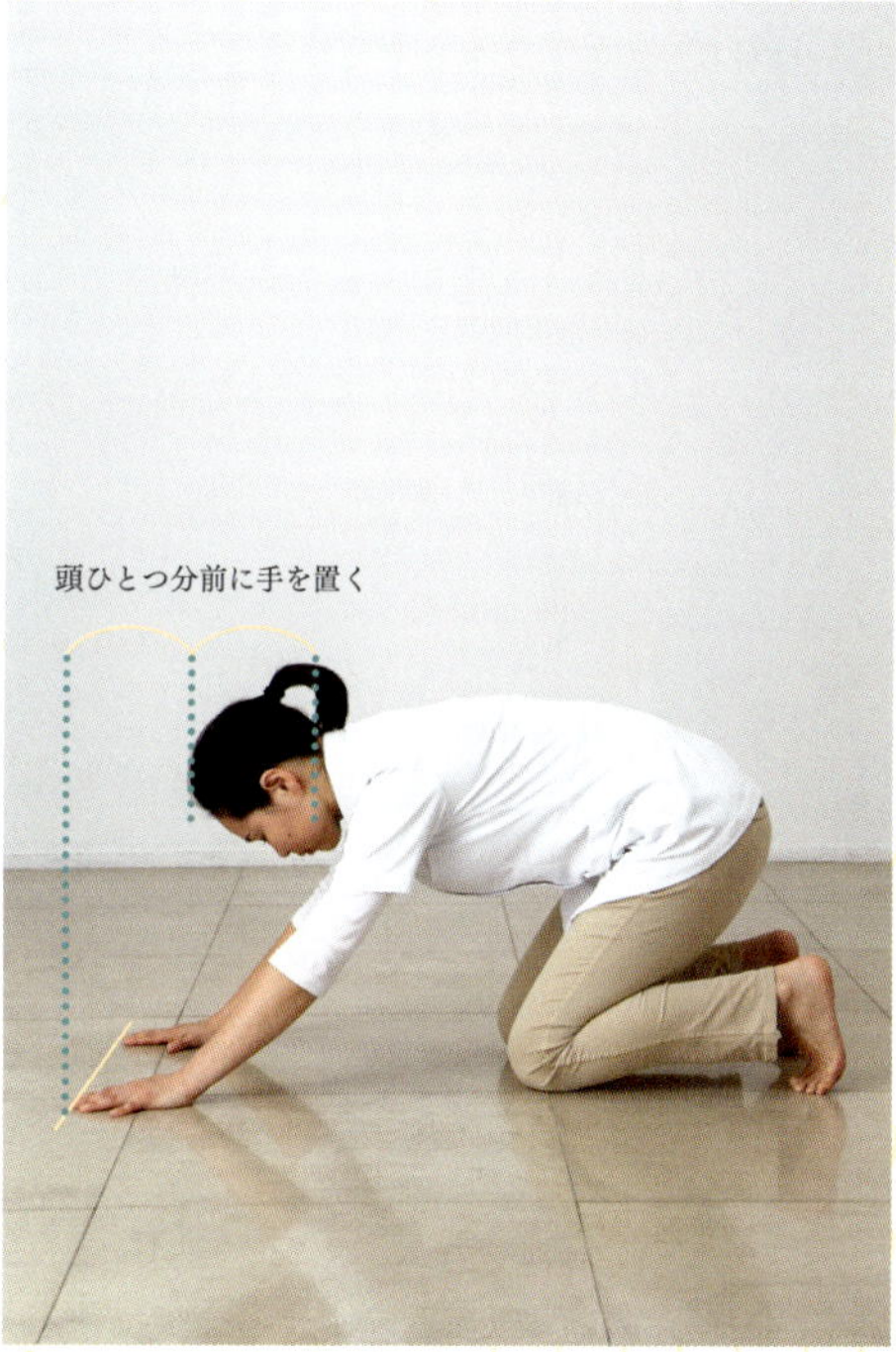

床にひざをつく。伸ばした手は頭ひとつ分、遠くにセットする。

4
おしりを持ち上げる

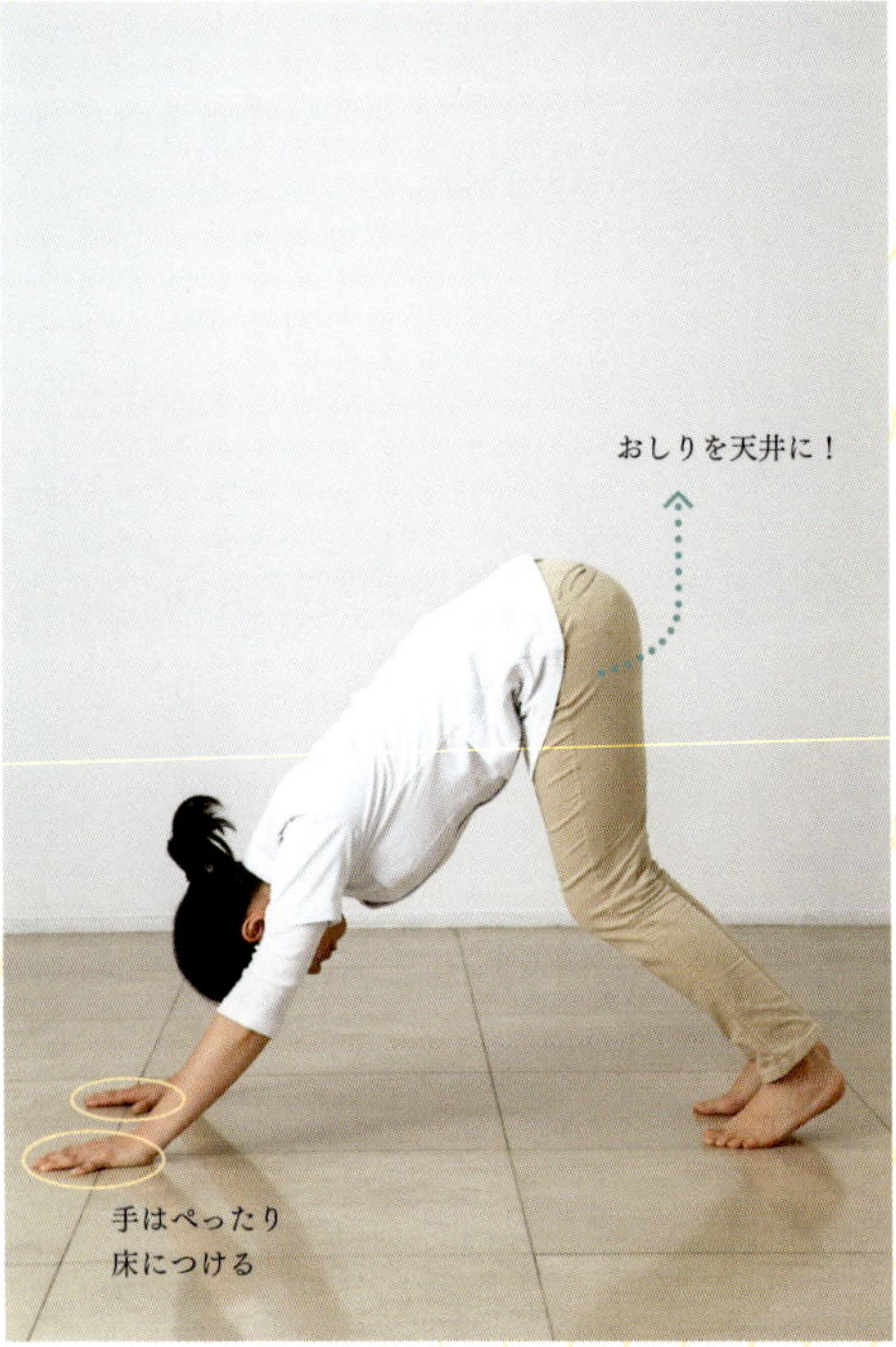

手のひらを床から離さないようにして、上がるところまでおしりを上げる。

5

おしりを上げたまま、ちょこちょこ歩き

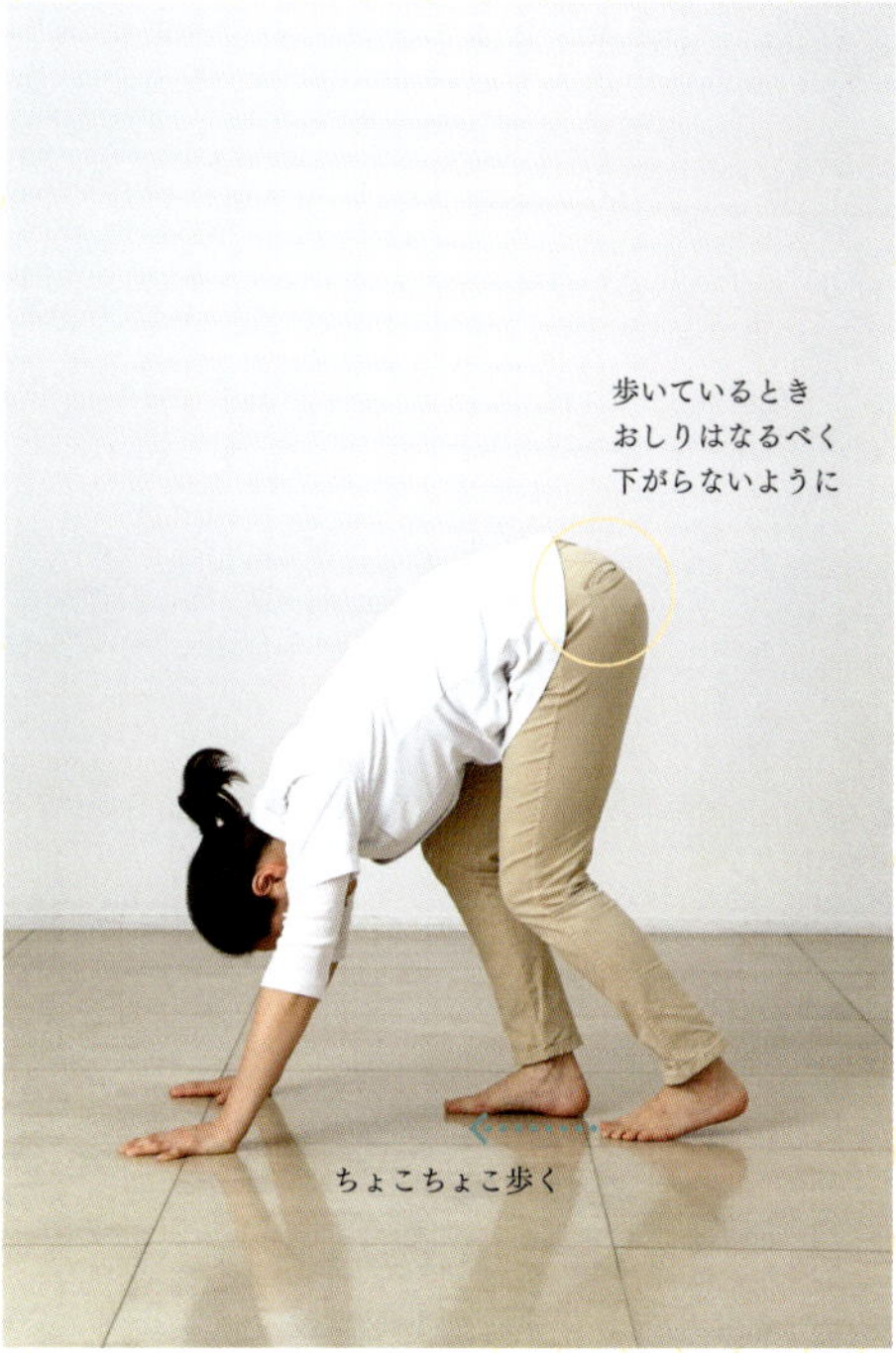
歩いているとき
おしりはなるべく
下がらないように
ちょこちょこ歩く

4の状態のまま手を床から離さず、前方に向かって歩く。おしりが下がらないギリギリの状態をキープする。

6

足をそろえて一旦停止

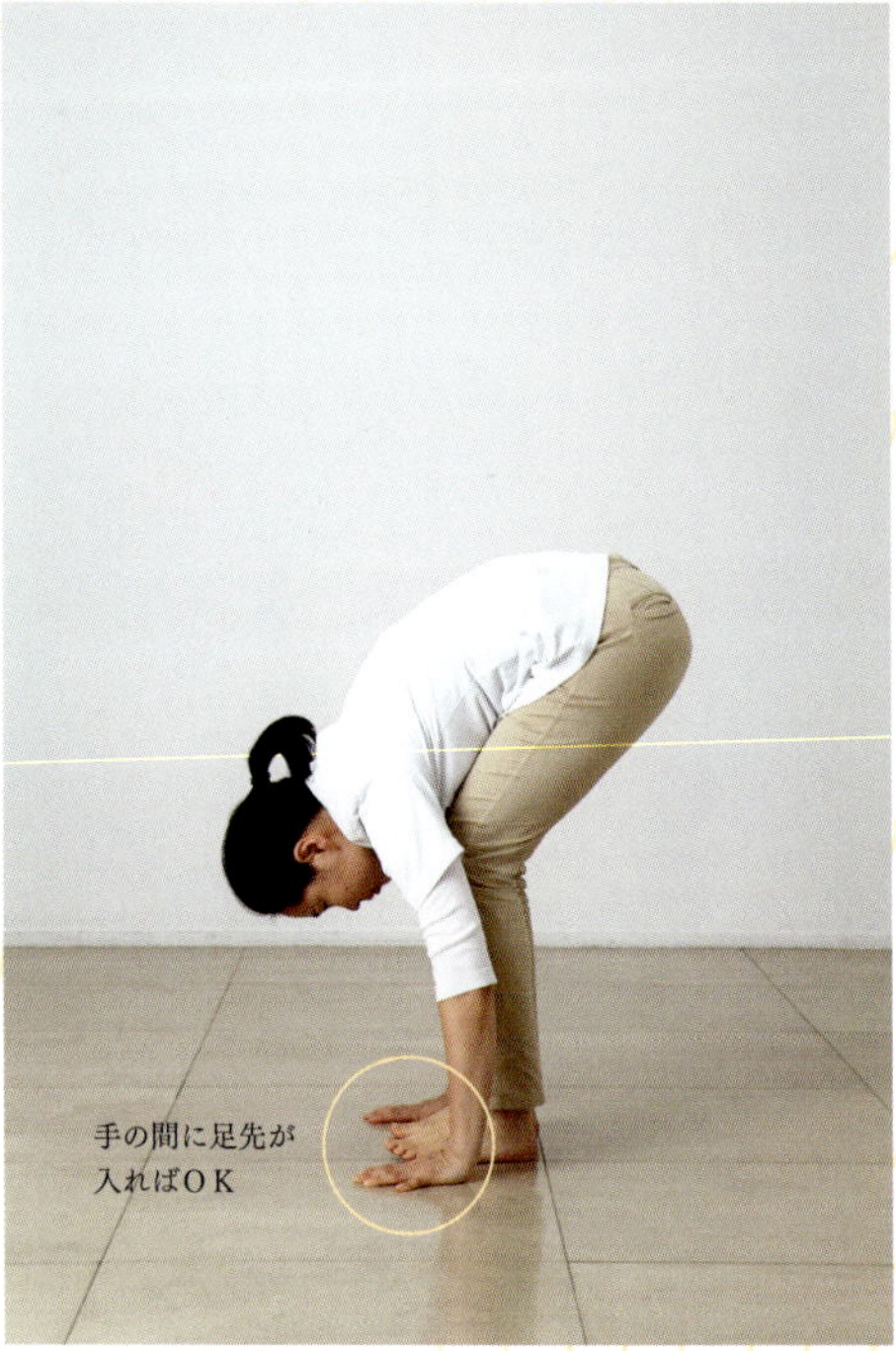

両手の間につま先が入るくらいまで歩いたら、
一旦停止する。呼吸を止めないこと。

7

体を起こして深呼吸

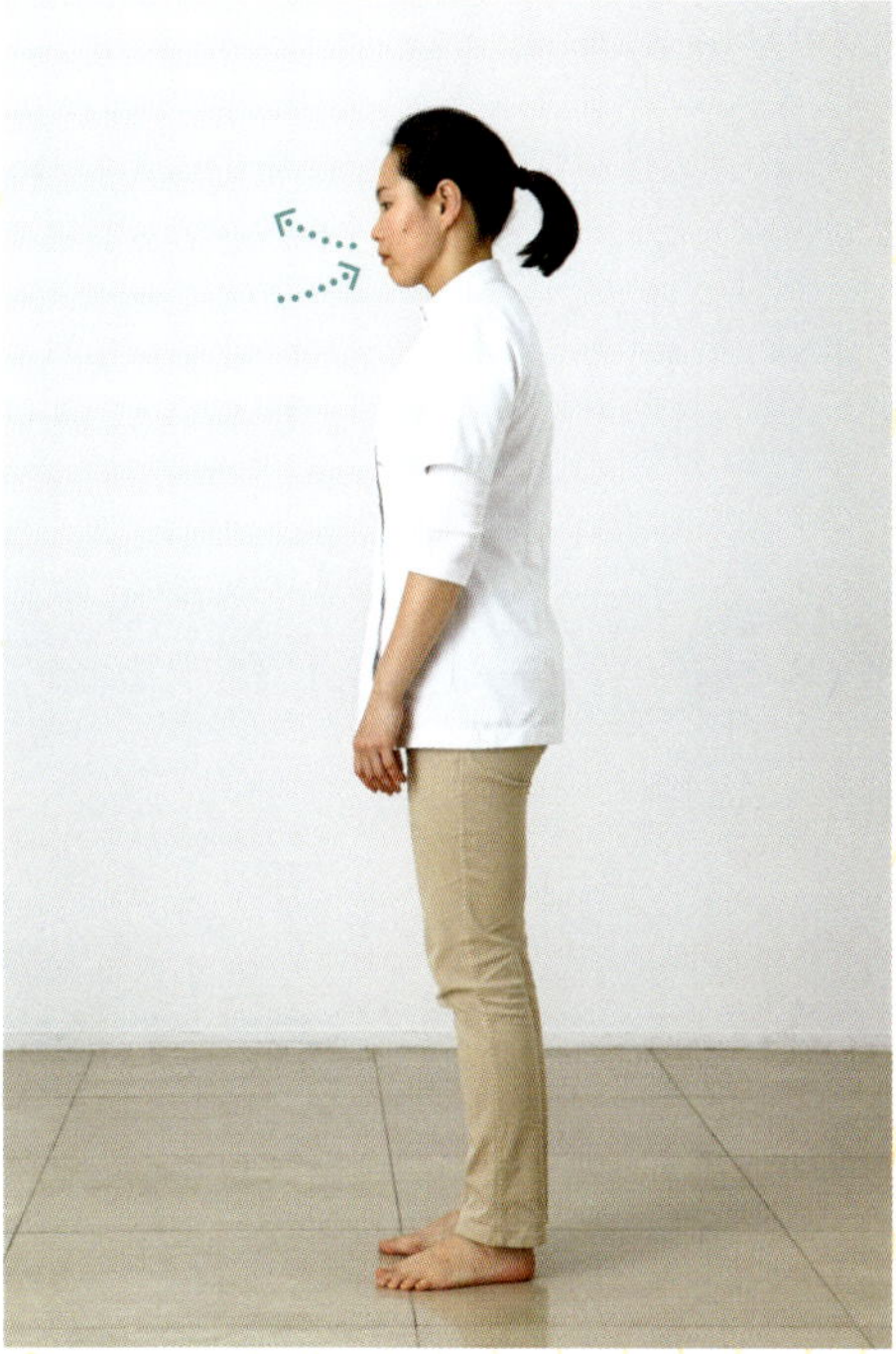

1～7を3セット行いましょう

体をゆっくりと起こして立ち上がり、そのまま深い呼吸をする。1でチェックした、息が浅くなる「呼吸グセ」を整えていくため、呼吸が深く落ちてる感覚をつかんでいく。

呼吸を深くする

1

うつぶせになり、ひざを90度に曲げる

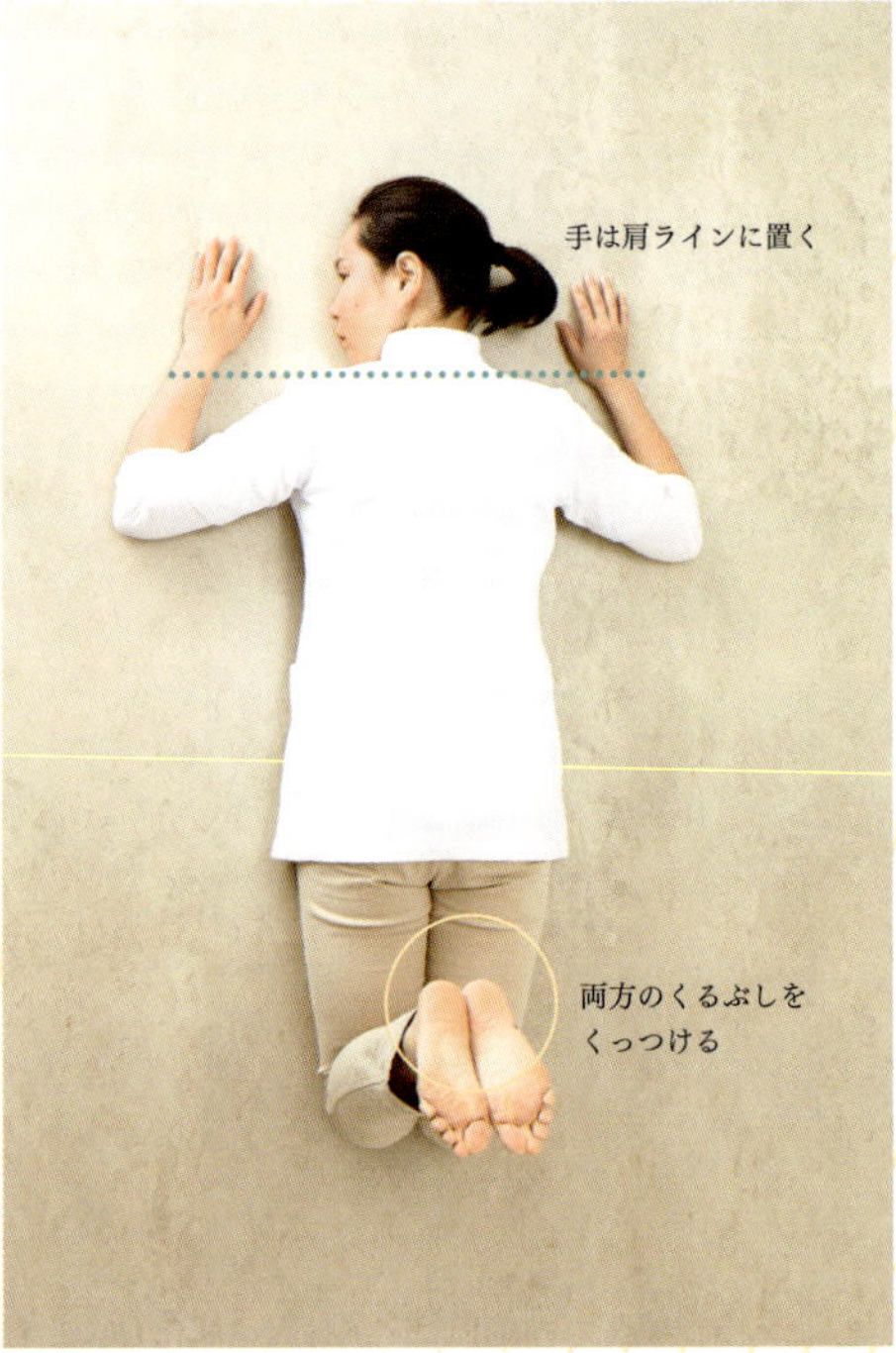
手は肩ラインに置く
両方のくるぶしを
くっつける

顔は向きやすい方向に向ける。腕は、ひじを肩の高さより下にセット。両足はピッタリつけ、ひざを90度に曲げる。

2

腰からひねり、足を倒す

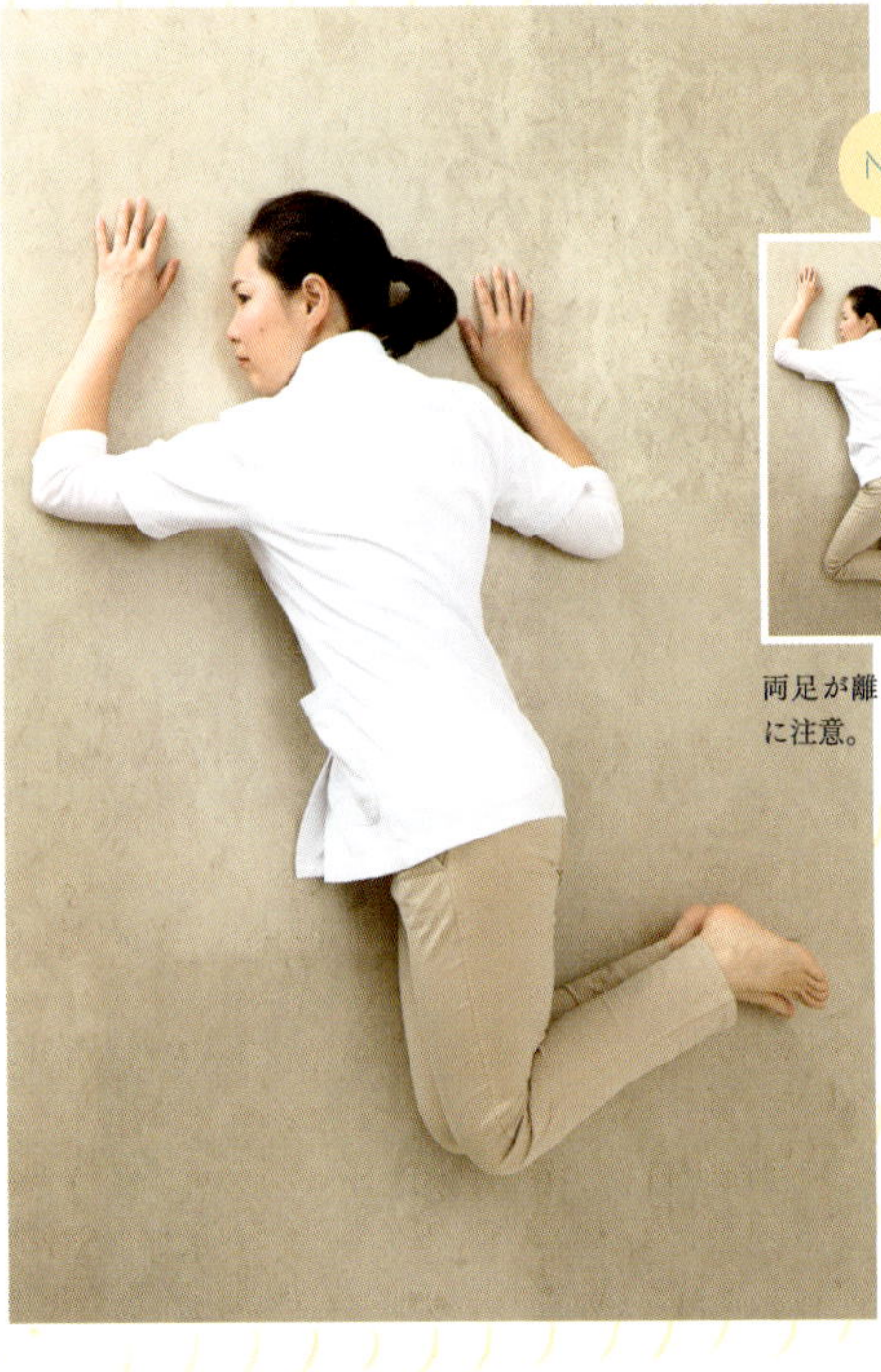

NG

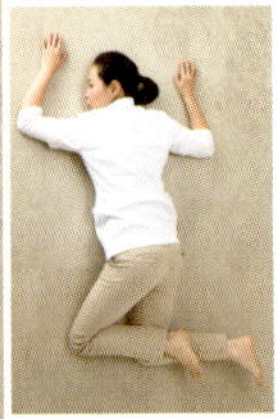

両足が離れないように注意。

顔とは反対の方向に、両ひざをパタンと横に倒す。どちらが倒しやすいか知っておく。

3

下側の足を前に、上側の足は軽く伸ばす

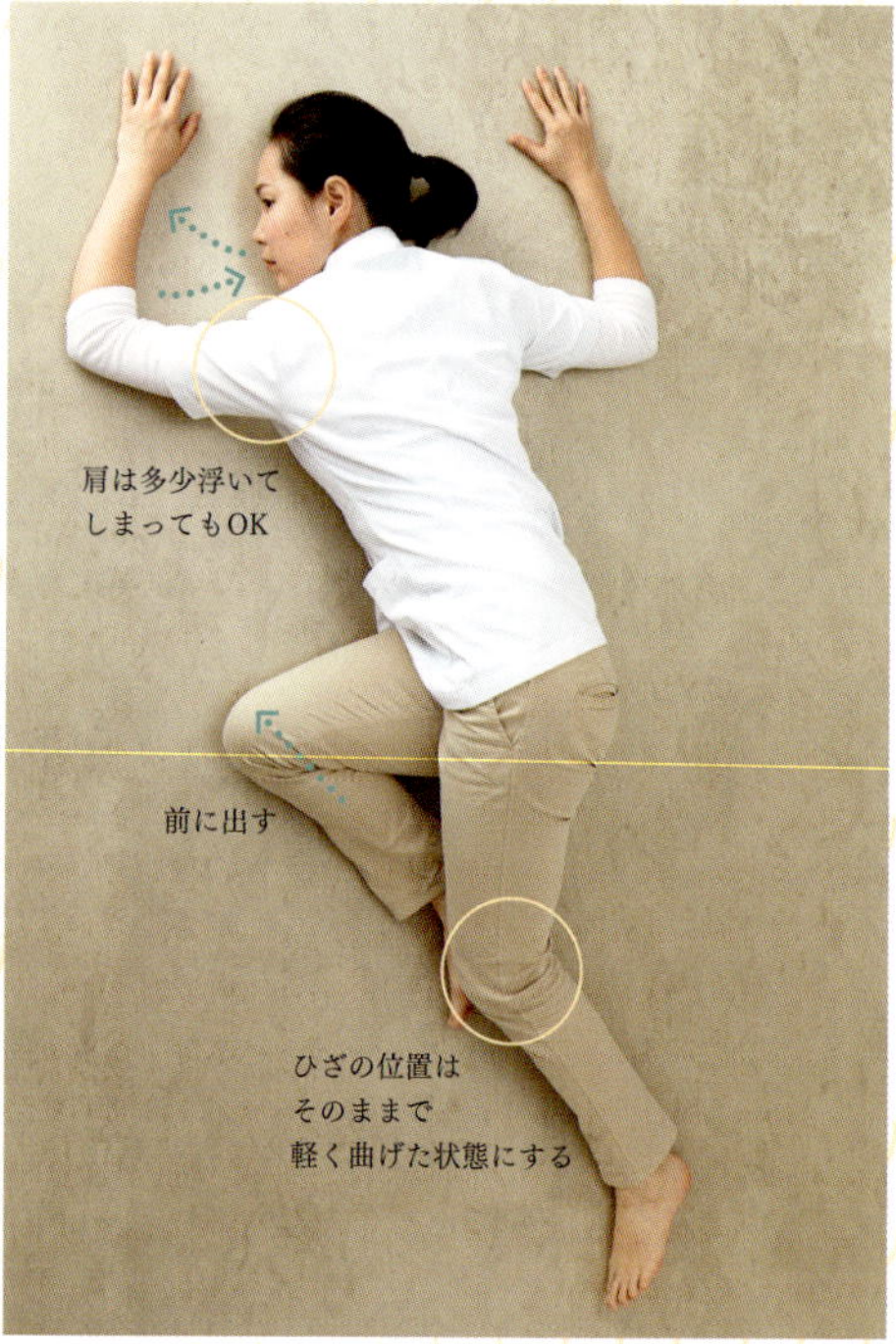
肩は多少浮いて
しまってもOK
前に出す
ひざの位置は
そのままで
軽く曲げた状態にする

3の体勢のまま深い呼吸を1分間行いましょう

倒しやすい方の体勢のまま、下側の足のひざと股関節を曲げ、前へ出す。上側の足はひざの位置を変えずに伸ばす。そのまま1分間呼吸する。

4

2のポジションに戻す

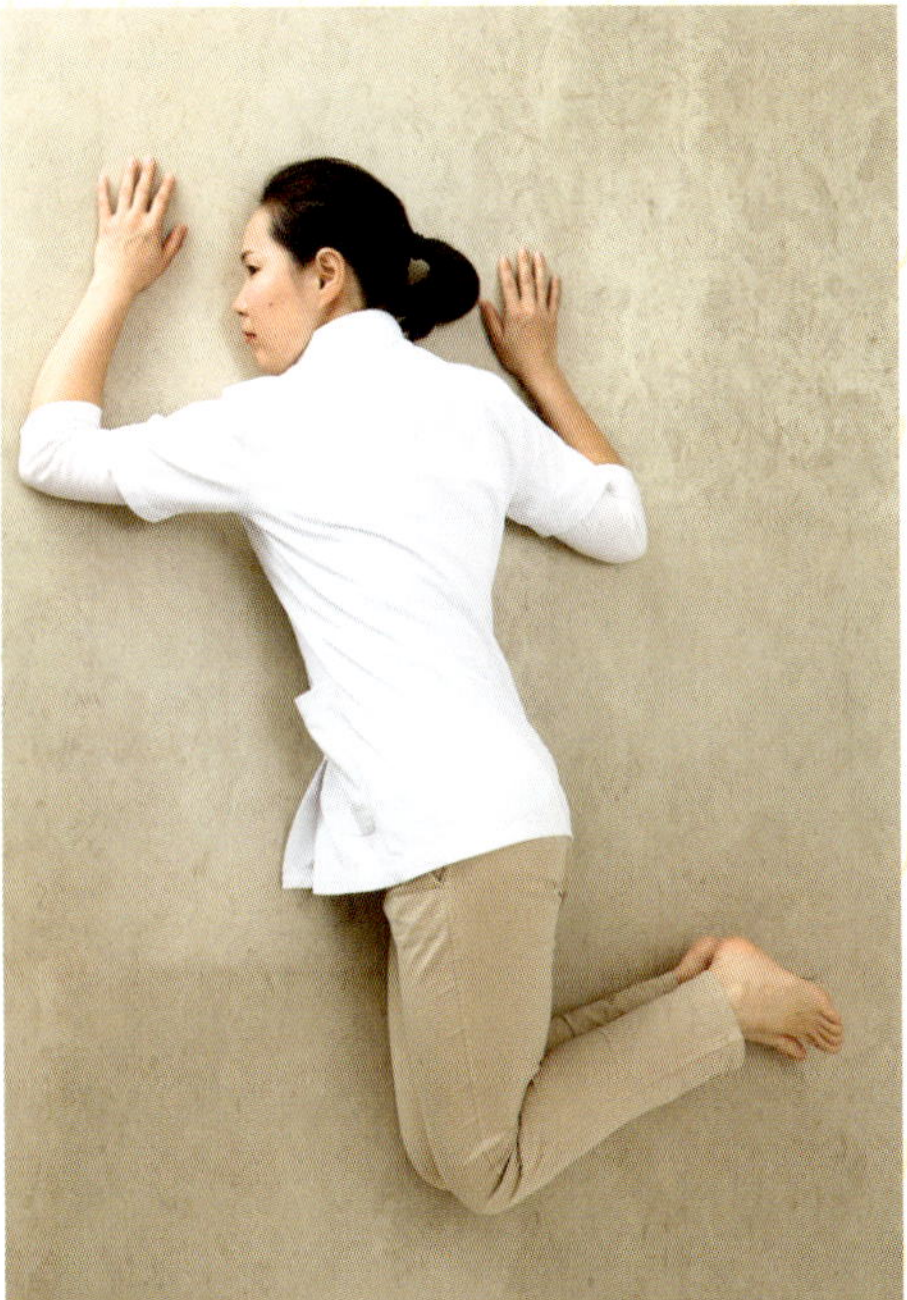

上半身はそのまま。両ひざをそろえて、足を90度に曲げた状態に戻す。

5

1のポジションに戻し、起き上がる

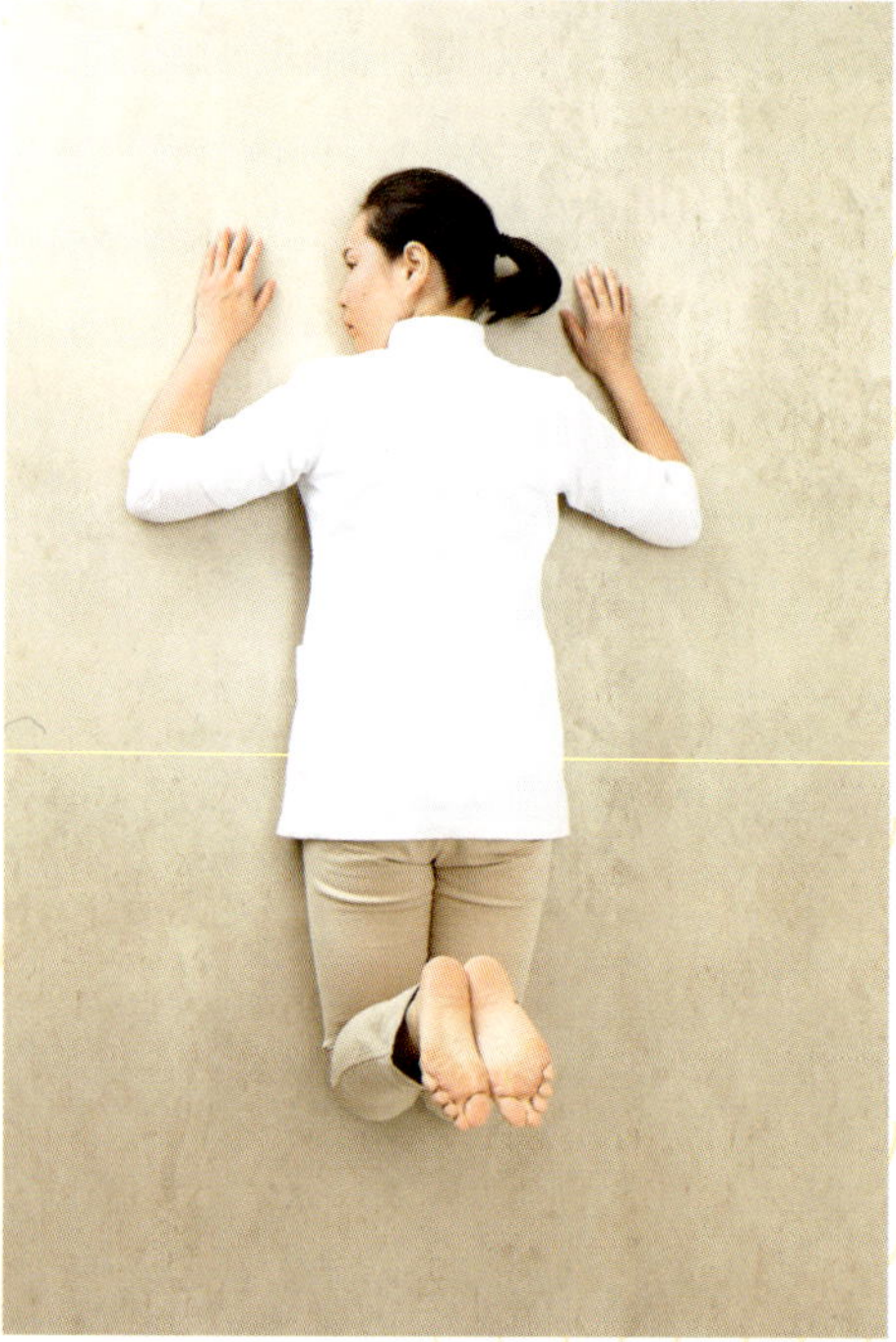

両足をぴったりつけたまま、ひねった腰をうつぶせの状態に戻し、正座をして体を起こす。

呼吸が驚くほど深くなる仕組み

ひとつめの「呼吸を中心におさめる」動きは、「のけぞる」、「ガチッと固まる」といった体全体の力みを改善するとともに、**呼吸の逃げをなくし、自然に体の中心で呼吸ができる感覚を取り戻していくワークです。**

ふたつめの「呼吸を深くする」動きは、寝ころんでその体勢をとるだけで**緊張を発生させる呼吸ができなくなり、深く安定した呼吸ができるようになります。**すると全身の過剰な力みが抜け、みるみる呼吸が深くなっていくのです。

とくに体が硬い人、全身の緊張が強い人、何からやったら良いかわからないという人におすすめの動きです。

痛みが治った、呼吸がラクになった！　という感動の声、続々!!

『深呼吸のまほう』を体験した患者さんの声

念願の妊娠！

血液が体中を巡りまわるようになり、冷え性だった足先までポカポカに。内臓の位置が正しく戻った効果もあり、子どもを授かることができました！
（36歳 女性）

更年期の不安症が改善された。

精神が安定し、
行動的になりました！
（53歳 女性）

抑うつ状態が改善された。

息が思い切り吸えるようになったことで
体がとても軽くなりました。おかげで、
気分に体が引っ張られることがなく
いつも本調子で働けるようになりました。
（45歳 男性）

子宮筋腫が小さくなった！

3・8㎝だったのが1年で1・8㎝まで縮小しました。
（38歳 女性）

『深呼吸のまほう』の解放感をたとえるなら……

濃いメイクをクレンジングして、すっきりスッピンに戻れる感じ。

（26歳 女性）

10代からの偏頭痛が治った！

頭から首にかけてズシッと重かった感覚がなくなり、中学生から悩み続けていた偏頭痛がなくなりました。

（32歳 女性）

体がコンパクトになった！たった2カ月でデニムのサイズが2サイズダウン！

循環が悪いため、
すごく体が膨張していたんだ！
と気がつきました。

（26歳 女性）

つわりもなく、安産で出産！

先生のおかげで産前は不調知らず。つわりや神経痛に悩まされることなく、健やかなマタニティライフを過ごすことができました。

（32歳 女性）

痛みを“ぶり返さない体”になった！

（64歳 女性）

肩こり、腰痛がスーッと消えた！

呼吸で背中のゴリゴリが抜けるなんて。
狐につままれたような感じです（笑）。

（40歳 男性）

不調まみれの私と、クローン病を患っていた夫が呼吸で病を克服した話

重度の肩こり、腰痛、ヘルニア、腱鞘炎《けんしょうえん》、偏頭痛、生理痛、生理不順、蕁麻疹《じんましん》、アトピー性皮膚炎……これらは、私が10代〜20代後半までに患っていた不調の数々です。

信じられないかもしれませんが、ほんの10年ほど前まで、私自身が〝超〟がつくほどの不調体質だったのです。

当時、私は神奈川県内の治療院の副院長として働いていまし

た。鍼灸《しんきゅう》、カイロプラクティック、整体を駆使して多くの患者さんを治療しながらも、自分の体はボロボロ。日々の生活習慣から不調をくりかえす患者さんたちと向き合いながら、「何かおかしい」という想いが強く芽生えはじめていました。

一方で同業者である夫は、中学生のころからクローン病という免疫疾患による難病を患っており、入退院をくりかえしていました。一時は骨と皮だけになるまで衰弱し、自力で歩くこともままならない状態でした。

1年も経たないうちにすべての不調が完治した！

そんな夫があるときから、まるで別人のような健康体になり、気づけば何ら不都合のない生活を送れるようになっていたので、私が「最近動けているじゃない。なぜそんなに元気になれたの？」と聞いてみると、一言こう答えました。

「呼吸と動きのクセをコントロールしているんだ」と。

難病を患ってから15年、生きていくためにさまざまな方法を模索し、トライ&エラーを繰り返しながら行きついた最後の結論が〝呼吸〟だったのです。

それから私も、呼吸から体を整えていくというマインドとケアを学びはじめました。

その中で夫からは、

「口呼吸をしているけれど、自覚はある？」とか、

「なぜ、歯磨きをしているだけなのにそんなに体が力んでいる

の？」など、さまざまな指摘を受けました。

　こういった無意識の呼吸グセや体グセを改善し、本書で紹介している呼吸循環メソッドを続けながら1年ほど経ったころ、かつてあった不調の数々があとかたもなく消えていることに気づいたのです。

　10代のころ、「あなたは一生治らない」と医者がサジを投げた重度のアトピーや、毎月あれほど苦しんでいた生理痛も今では一切ありません。

　このときの驚きの体験が、現在の私の治療スタイルにつながっています。

もくじ

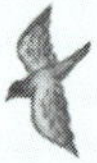

第一章

緊張を解く！

第二章

呼吸を作り直す

第三章

体を育て直す

第一章

緊張を解く！

無意識の緊張があなたの呼吸を止めている

現代人は〝息を殺して〟生きている

深い呼吸は、痛みや病気のない体へと導く呼吸です。
しかし残念なことに、私たち現代人は深呼吸とはほど遠い浅い呼吸を、無意識のうちにくりかえしてしまっています。

〝息を殺す〟とは、まるで物陰にジッと隠れて獲物をねらうハンターにでもなった気分ですね。

しかしこの〝息を殺している状態〟は、特別なことでも何でもなくあなたの日常でくりかえされている呼吸そのものと言っていいかもしれません。

たとえば、この本を読んでいる瞬間の呼吸に意識を傾けてみてください。

腹の底へ届くような深い呼吸はできていますか？　存在を消すかのごとく息をひそめ、今にも途切れてしまいそうなか細い呼吸をしていませんか？

また、パソコンの画面に集中しているとき、満員電車に乗っているとき、急いで洗濯物を干そうとしているとき……何気ない暮らしの中で、自分がどんな呼吸状態に陥っているかを気にかけてみてください。

「とりあえず死なない程度に息を吸えていればＯＫ！」

このような、深呼吸とはほど遠い浅い呼吸をくりかえしている人がほとんどではないでしょうか？

普段の呼吸があなたの健康をおびやかしている！

確かに深い呼吸ができなくても、私たちは生きていくことができます。

しかし、幼少期から体にしみついてしまった浅い呼吸グセは、こうして歳を重ねた今、あなたの体や心の健康状態に大きな影を落としている、または落としつつあることはまぎれもない現実です。

これは、鍛錬により何らかの呼吸法を習得している人であろうと、肺活量が著しく多いスポーツ選手であっても同じです。彼らが病に冒されず、長生きできるとは限りません。大切なのは、〝普段の呼吸〟をどれくらい丁寧に行えているか、そのことにかかっているのです。

32ページで書かせていただいたように、恥ずかしながら私も少し前までは不調だらけの人間でした。

〝息を殺して生きている〟。まさにそんな呼吸状態をくりかえす、現代人のひとりだったのです。

しかしあたりまえ過ぎて気づかなかった呼吸グセ、浅い呼吸グセの引き金となる体の使い方を整えていくことによって、20年弱苦しめられてきたあらゆる不都合を、たった1年足らずですべて治すことに成功したのです。

何か特別なメソッドを施したわけでも、高額を投じて医者の治療にかかったわけでもありません。呼吸と動き、このたったふたつだけ。

私たちは普段、なぜ浅い呼吸をしてしまうのか？　その原因と解決策をこの章では詳しく解説していくことにしましょう。

〔まとめ〕

〝息を殺した状態〟があなたの
健康状態に大きな影を落としている！

{ 体感してみよう！ }

吸う20秒＋止める20秒＋吐く20秒で呼吸する「１分呼吸」

「吸う」「止める」「吐く」という呼吸の基礎を学ぶための呼吸法。
自分の呼吸グセに気づくきっかけになります。
椅子に座る、あぐらなど、ラクな体勢で行いましょう。

〔１分呼吸とは？〕

呼吸には、「吸う」「止める」「吐く」という種類しかありません。この３つの呼吸に慣れ、強化していくことが呼吸力と健康力の向上につながります。

１分呼吸を行った後は、普段の呼吸がラクにできるようになる、全身が温かくなる、気持ちが落ち着くといったさまざまな効果を得られるでしょう。ぜひウォーミングアップとして取り入れてみてください。

「1分呼吸」のやり方

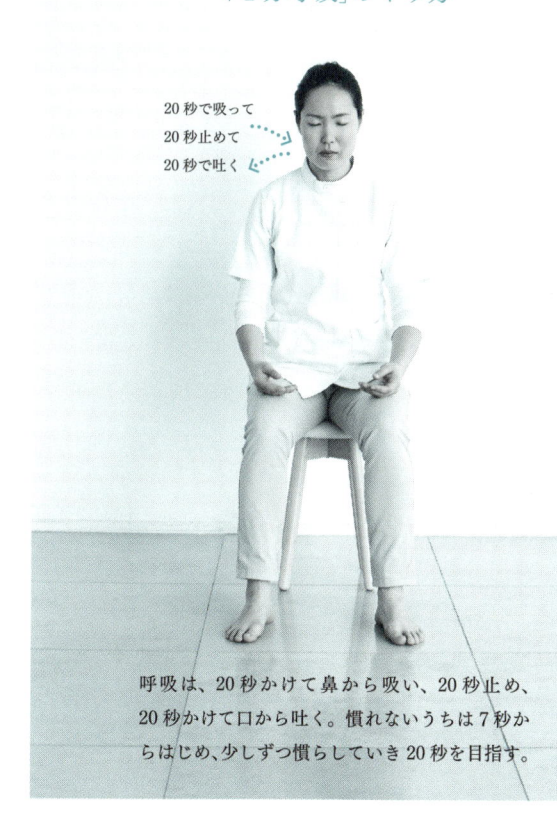

呼吸は、20秒かけて鼻から吸い、20秒止め、20秒かけて口から吐く。慣れないうちは7秒からはじめ、少しずつ慣らしていき20秒を目指す。

あなたは大丈夫？
深呼吸をさまたげる「無意識の呼吸グセ」

私たちは呼吸に対して無意識で無防備です。
知らず知らずのうちに行ってしまっている〝3大NG呼吸〟。
あなたはあてはまっていませんか？

「1分呼吸」を行ってみてどうでしたか？　鼻から吸うのが息苦しかったり、吸うのはできても吐くことが苦手だったり……これまで気にかけることもなかった、**自分の呼吸グセ**が見えてきたのではないでしょうか？

私たちは普段、息を「吸おう」とか、「吐こう」とか考えながら行うことはありません。

呼吸は無意識のもとで行われている生まれたときからの習慣のため、改めて注意を向けなければなかなかそのクセに気づくことができないのです。

呼吸整体師として、長年さまざまな不調を抱える患者さんと向き合ってきた経験から言いますと、病気や不調を招きやすい人には「ああ、だからこの人は調子が悪くなるんだな……」と納得できるような呼吸グセがあります。

深呼吸をさまたげる呼吸グセ その①
「口呼吸」になっていませんか?

冗談のような話ですが、かつて「呼吸って鼻でするの!?」とおっしゃった60代の患者さんがおられました。彼女は生まれてこのかた、鼻で呼吸をするということをご存じなかったのです。

口呼吸が長年の習慣になっている人は、「口から吸っている」という自覚さ

えないことがほとんどです。

では、何のために鼻がついていて、鼻毛というフィルター機能があるのでしょうか？　鼻のフィルター機能を通さないということは、外気やホコリ、ウイルス、花粉などの侵入をガードできません。体にとってこれほど致命的なことはないでしょう。風邪や花粉症、ハウスダスト、アレルギーなどのトラブルを自ら迎え入れているようなものです。

ちなみに、口呼吸のとき、上体がのけぞり、あごが上向きになり、口が半開きになった状態を思い出してみてください。

これは、瀕死の人間の気道を確保する際の「蘇生法」にソックリですよね。つまり口呼吸の体勢とは、とりあえず浅くてもいいから酸素を取り入れるのが目的のものなので、呼吸を深くは入れにくい体勢だと言えるのです。

このような状態では浅く表面的な呼吸しかできていなければ、呼吸循環が十分に発揮されていないため、体のどこかしらに滞りがでてきます。

痛みや不調のない健康な体を目指すのなら、**鼻から吸って鼻か口から吐く「鼻から吸う呼吸」を意識することをはじめてみてください。**

深呼吸をさまたげる呼吸グセ　その②
「タメ息」が習慣化していませんか？

疲れたりイヤなことがあったときに、思わずついてしまうタメ息。仕事や家事・育児の合間のクセになっている人はとても多いと思います。

文字通り、**息を溜めてから一気に「ハアッ～」と吐き出すのがタメ息ですから、息を溜めているときは一瞬「無呼吸状態」に陥っています（※本書でいう「無呼吸状態」とは、つねに呼吸が浅く、ことあるごとに息を止めてしまうクセが**

あることを指します）。

そして、この「無呼吸状態」がちょっとずつ、何年もかけて積み上がっていけばどうなるでしょう。今は大丈夫でも、いつか〝不調のビッグバン〟が起こります。

「たった1回のタメ息で不調になるなんて……」と思う人がいるかもしれませんが、タメ息のクセは緊張のクセのあらわれだと言えます。

そもそもタメ息というのは、日常生活の中で小さな緊張を積み重ねているその反動から起こります。緊張グセで普段から息を止めている回数と期間が長ければ長いほど体の緊張状態は進行していると思っていいでしょう。

そしてさらにタメ息で息を止めてしまうので、呼吸状態は負のスパイラルに入り込んでしまう恐れがあるのです。

また、タメ息の弊害は自分だけに及ぶわけではありません。ネガティブオーラで周囲までも不快にしてしまうタメ息は、百害あって一利なしの呼吸。クセになっている人は、今日から改めていきましょう。

深呼吸をさまたげる呼吸グセ　その③
「吸う息より吐く息のほうが短く」なっていませんか？

これは実際に体験していただきましょう。

本を置いて、鼻から息を吸い続けてください。がんばって限界まで吸い続けて。そのあと、吐きつくすまで口から息を吐いてください。あと少し、もう少し吐き続けて――。

どうですか？　吸う息はどうにかがんばれても、吐く息のほうはかなり苦しくないでしょうか？　**実は、深い呼吸ができていない人のほとんどは「吸う」ことは得意でも、「吐く」ことが不得手なのです。**

私たちは息を「吸う」ことで、命をつなぐ酸素を体内に取り込みます。体は「何が何でも酸素を取り入れなければ死んでしまう！」ということを本能的にわかっているんですね。

ですから、たとえ浅い呼吸状態だろうと、体がガチガチの緊張状態であろうと「吸う」ことだけはどうにかできるのです。

ところが「吐く」という行為はそうもいかず、体が力んでいる状態ではなかなか上手く行うことができません。

良い呼吸とは、「吸えて」「吐ける」ことです。息を吐くのが苦手なままの呼吸ではどんどん浅く表面的になってしまいます。ぜひ、「吐く」息も強化していきましょう。

不調体質の人たちは、呼吸のリズムがバラバラ

不調体質の人たちは、女性でいう基礎体温の乱れのように、**呼吸の波がバラバラで一定のリズムがありません。**

たとえば、仕事に集中しているときや何かの作業を早く終わらせようと焦っているときの自分の呼吸状態を思い出してみてください。

緊張のスイッチが入っているときは、今にも止まりそうな浅い呼吸をしていたかと思えば、緊張から解放された瞬間に「ハア〜ッ」と大きなタメ息をついて脱力する。そんな落差の激しい呼吸は、気づかぬうちにあなたのエネルギーを無駄に消費しています。

呼吸のリズムが不安定なだけで、人間の心身は落ち着かず、とても疲れやすくなってしまうのです。

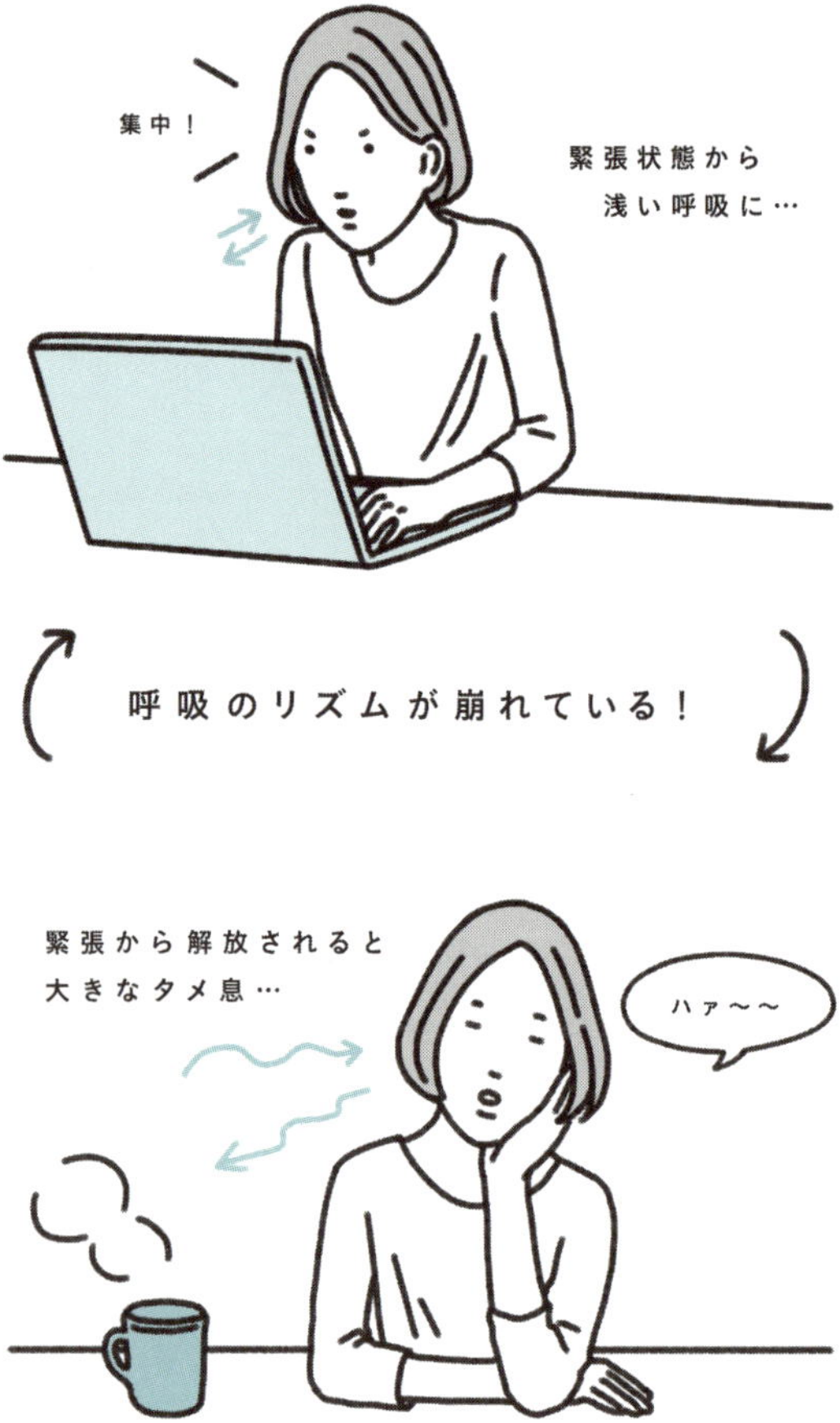
集中！
緊張状態から
浅い呼吸に…
呼吸のリズムが崩れている！
緊張から解放されると
大きなタメ息…
ハァ〜〜

〔まとめ〕

「口呼吸」「タメ息」「吐く息が短い呼吸」は
万病のもと。今すぐ改めよう!

あなたはどれくらいあてはまる？
小さな緊張を呼び込む無意識の「体グセ」

歯磨き、車の運転、電話をかけるｅｔｃ．……
日常生活をふりかえると、私たちの体はつねに
些細な緊張にさらされていることがわかります。

巻頭の「呼吸を知ろう」では、手・足先から入ってきた些細な緊張や力みが呼吸循環の中枢である体幹へと伝わり、浅く止まりやすい呼吸を招くというお話に触れました。

私たち人間は、手を使って細やかな作業をします。足は地面と接地し、全体重を支えています。

使用頻度が極めて高く、私たちが生きるうえで重要なポイントとなる**手足末端は、〝緊張のスタート地点〟に最もなりやすい部分と言えるのです。**

とは言っても、みなさんが普段の生活の中で「今、体が緊張しているな」とか、「手足が力んでいるかも？」と考えることはほとんどないでしょう。

体の緊張や力みも、呼吸と同様に本人は気づかない無意識レベルでおこっていることが多いので、注意を向けなければ自覚しづらいものだからです。

ここでは、そんな普段気づきにくい日常生活の体と動きのクセを確認していきたいと思います。

チェックリスト

- □歯磨きをするとき、歯ブラシを持たない方の手が不自然に宙に浮いている
- □立つとき、足指に力が入り、ぎゅっと丸まり過ぎている

□車の運転時、ハンドルを握る力が強過ぎたり、肩が固まっている
□満員電車に乗り込むとき、体がこわばる
□パソコンのキーボードをタッチするとき、指に過剰な力がかかっている
（キーボードを叩いている）
□字を書こうとすると、ペンを握る手に力が入る
□人の話や何かのアナウンスを集中して聞こうとすると、上半身に力が入る
□知らない人に電話をかけるとき、肩がこわばる
□シャンプーをするとき、指に力が入る
□歯のかみしめグセがある

これらは、多くの人があてはまると思われる〝日常生活での力み（緊張）グセ〟です。もっと細かく挙げていけば、キリがないくらいあるでしょう。「私っ

たら、普段からどれだけ力んでいるの!?」と驚かれた方も多いと思います。

生活の効率や正確性を上げようとするあまり、息をするのも忘れるくらい集中してしまうのは勤勉な日本人の特徴でもありますが、とりとめのない日常動作まで力むクセがついてしまうと、体は当然消耗します。

初動は緊張のはじまり

人間は「さあ、動こう！」「さあ、やろう！」というとき、**いわゆる初動時に体を力ませる傾向があります。**

たとえば、椅子に座るとき、ドアノブに手をかけるとき、ハンガーにかかっているコートを取るとき、靴を履くとき、財布からお金を取り出すとき、階段を降りる一歩手前……こういった動作を伴うときの、自分の動きと呼吸に注意を向けてみてください。

一瞬クッと体を硬直させ、それとほぼ同時に息も止まっているはずです。

些細な緊張も1日何回、何週間、何カ月、何年と積み重ねていけば、体はいつのまにか四六時中緊張していることがあたりまえの「緊張体質」になっていきます。

何気ない日常動作の中にあふれる緊張が、呼吸を浅くし、未来の〝病気の芽〟を育てているのです。

〔まとめ〕

浅い呼吸を招く小さな緊張は

日常動作の中に潜んでいる！

過剰な体の力み、緊張の連鎖が「無呼吸」「浅呼吸」を作っています

「靴下を履く」、「床に落ちたものを拾う」という毎日誰もが行っている動作を例にとって、「緊張の連鎖」と「無呼吸状態」を、この場で体験してみましょう。

できる人は、本を置いてこのふたつの動作を行ってみてください。

①長座（※両足を伸ばして座ること）になって靴下を履く

②床に落ちたものを拾う

靴下を履くとき、床に置いてあるものを拾うときに、無意識のうちに一瞬「う！」と呼吸が止まっていませんでしたか？　なぜ呼吸は止まってしまったのか、その理由を一緒に考えていきましょう。

●足の辺りに手が届くように手先の意識が優位になる

↓

●ムリのある体勢のまま手をグッと足先に伸ばした

↓

●手先の力みは、腕、肩も力ませ、呼吸の心臓部にあたる体幹へと伝わった

↓

●呼吸が止まってしまった！

では逆に、呼吸を止めないためにはどうしたらいいのでしょうか？　簡単です。**呼吸を守ることができる、ムリのない体勢をとれば良いだけです。**

正解は、足を体の中心に引き寄せてから履く。そうすれば呼吸循環の中枢にあたるお腹に余計な力が入ることもなく、呼吸をさまたげることもありません。

床に落ちたものを拾うときも同様です。「拾おう」と手先ばかりに意識を向けて動こうとするため、体勢が不安定になるのをこらえようとしていろいろなパーツに力みが生じ、その結果呼吸が止まってしまうのです。

この場合も手だけをムリやり伸ばすのではなく、ひざと股関節を軽く曲げておしりを引くというようにして、**体全体を使いながらかがむようにするとお腹や全身の力みが抜け、ラクに呼吸することができます。**

{ 体感してみよう! }

「呼吸を守る」ための 靴下の履き方、落ちた物の拾い方

体の使い方ひとつで、劇的に呼吸状態が変わります。
無呼吸状態を作らない体の動かし方を身につけましょう。

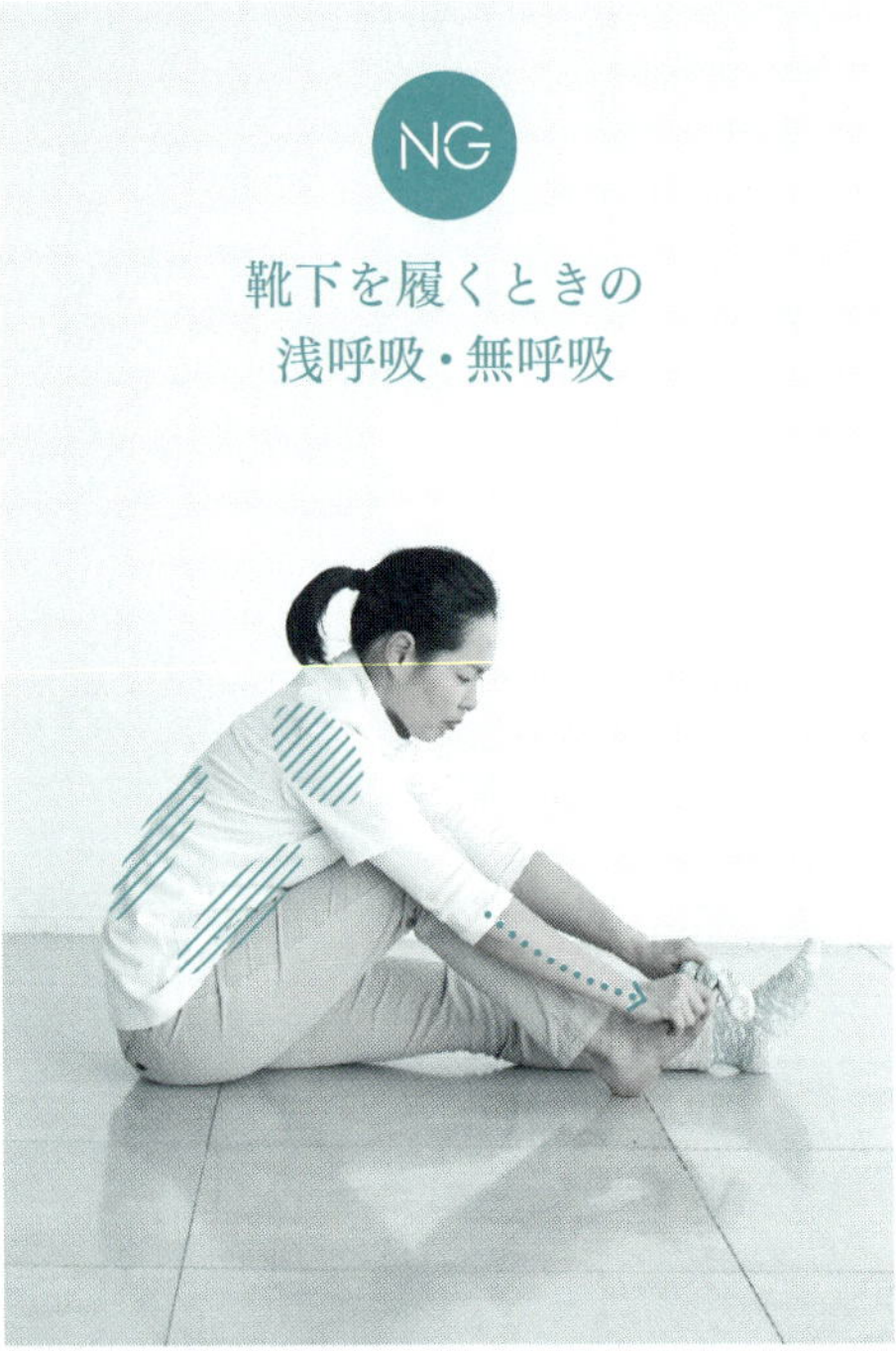

不自然な体勢から手をムリやり届かせようとすることで、首がすくみ、肩が上がり、お腹が力む。

OK

まず体幹を前屈させ
体勢を作ってから履く

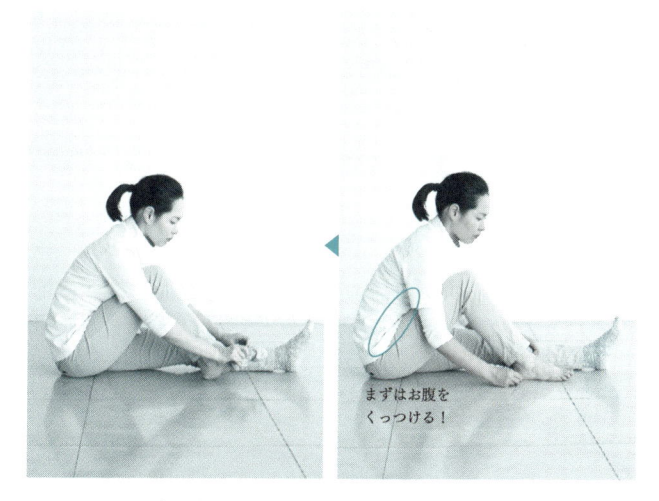

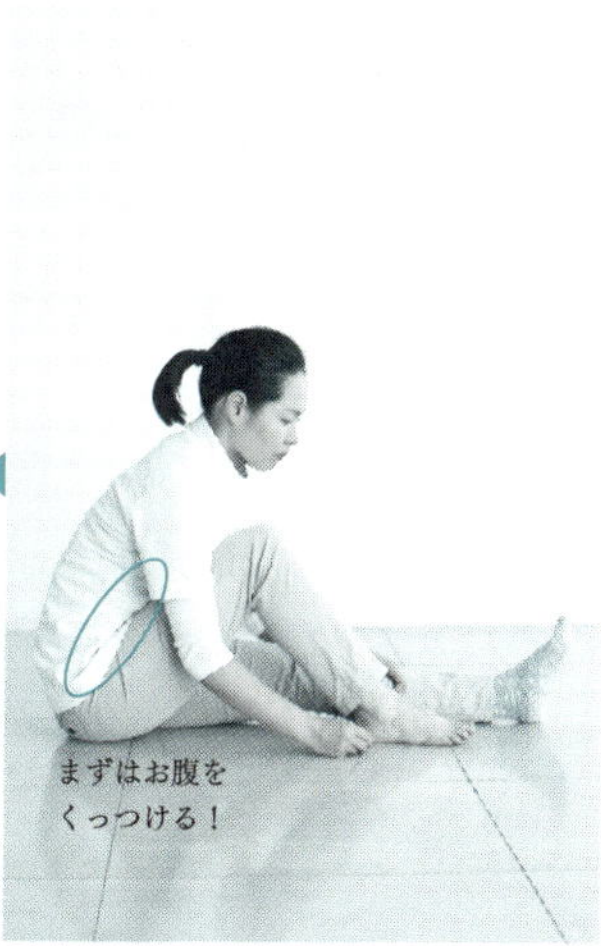

お腹と太ももをつけ、体勢を安定させてから履くと、全身が力まず自然な呼吸ができる。

{ 体感してみよう! }

NG

落ちたものを拾うときの浅呼吸・無呼吸

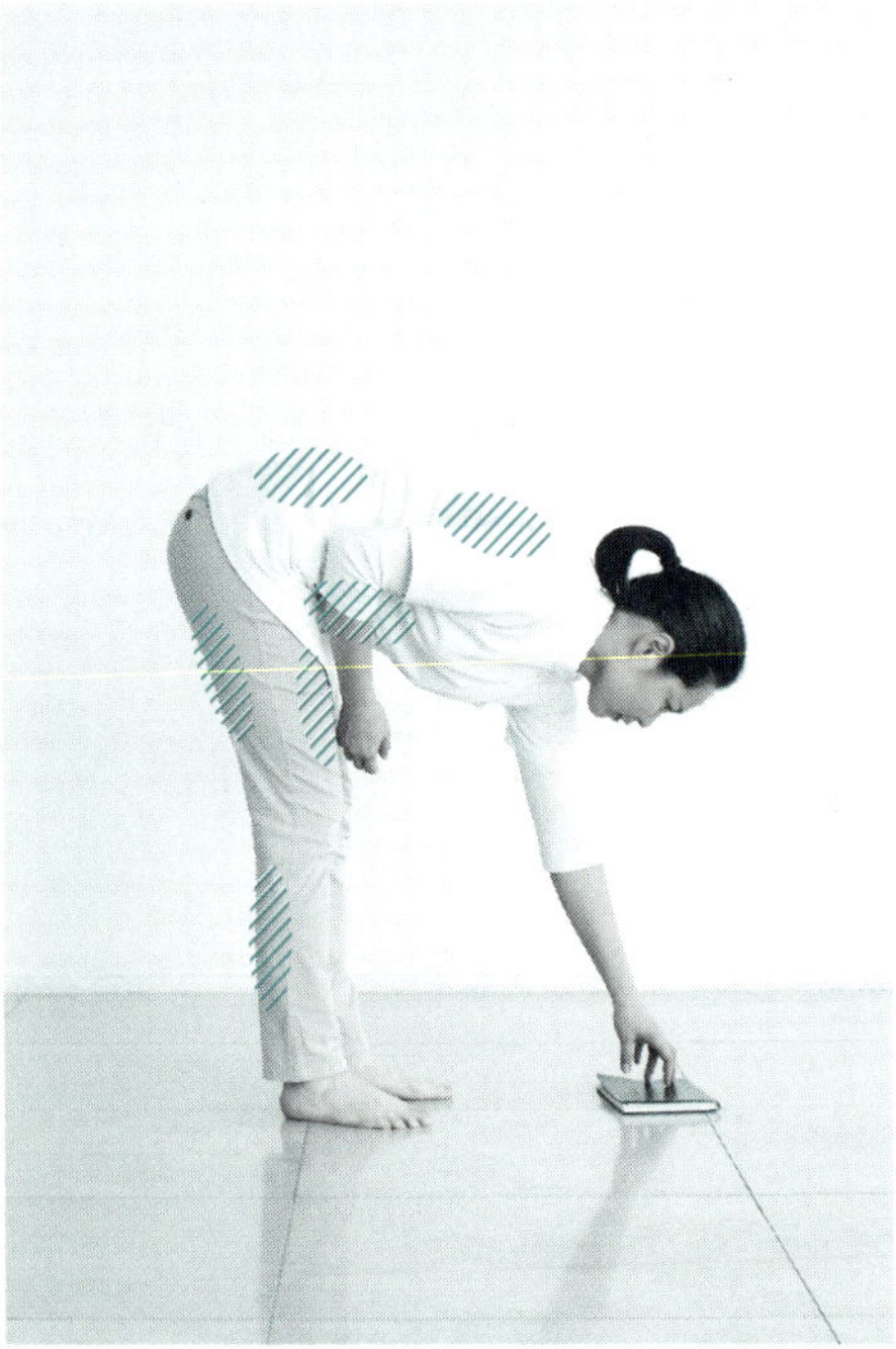

手先を見ながら前屈すると、腕や肩、お腹に力が入り、股関節やひざも硬直。息が止まる。

郵便はがき

お手数ですが
切手を
お貼りください

150-8482

東京都渋谷区恵比寿4-4-9
えびす大黒ビル
ワニブックス 書籍編集部

お買い求めいただいた本のタイトル

本書をお買い上げいただきまして、誠にありがとうございます。
本アンケートにお答えいただけたら幸いです。
ご返信いただいた方の中から、
抽選で毎月5名様に図書カード(1000円分)をプレゼントします。

ご住所 〒 TEL (　　-　　-　　)		
(ふりがな) お名前		
ご職業	年齢　　歳	性別　男・女
いただいたご感想を、新聞広告などに匿名で使用してもよろしいですか? (はい・いいえ)		

※ご記入いただいた「個人情報」は、許可なく他の目的で使用することはありません。
※いただいたご感想は、一部内容を改変させていただく可能性があります。

●この本をどこでお知りになりましたか?(複数回答可)

1. 書店で実物を見て　2. 知人にすすめられて
3. テレビで観た(番組名:　　　　　　　　　　　　)
4. ラジオで聴いた(番組名:　　　　　　　　　　　)
5. 新聞・雑誌の書評や記事(紙・誌名:　　　　　　)
6. インターネットで(具体的に:　　　　　　　　　)
7. 新聞広告(　　　　　新聞)　8. その他(　　　　)

●購入された動機は何ですか?(複数回答可)

1. タイトルにひかれた　2. テーマに興味をもった
3. 装丁・デザインにひかれた　4. 広告や書評にひかれた
5. その他(　　　　　　　　　　　　　　　　　　)

●この本で特に良かったページはありますか?

[　　　　　　　　　　　　　　　　　　　　　　　]

●最近気になる人や話題はありますか?

[　　　　　　　　　　　　　　　　　　　　　　　]

●この本についてのご意見・ご感想をお書きください。

[　　　　　　　　　　　　　　　　　　　　　　　]

以上となります。ご協力ありがとうございました。

OK

おしりを引いて
“体が自然に倒れる”のを利用

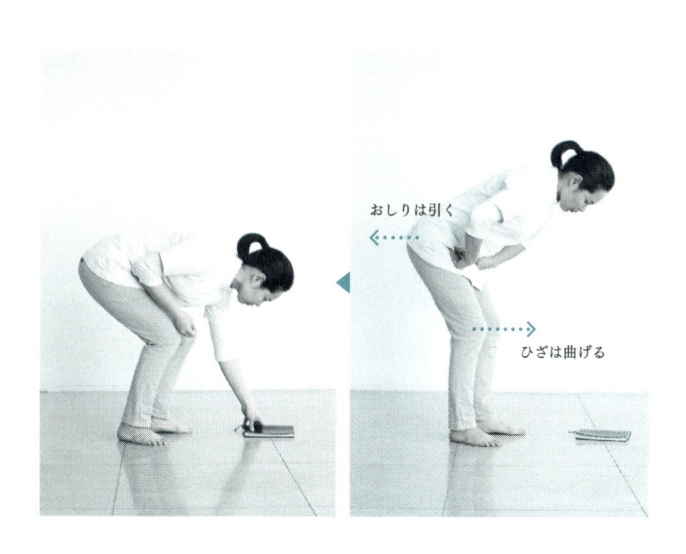

ひざと股関節を軽く曲げて、おしりを引きながら
体を前屈。足腰を使って動くと全身が力まない。

日常生活の動きグセを改善しよう

普段から手先だけでなく、足腰を積極的に使う動き方を身につけている人は、全身にムダな力みが生じにくいので体を痛めにくく、深い呼吸もしやすくなります。

逆にこういった動き方を身につけていない人は、日常生活の中で些細な緊張を積み重ね、筋肉が硬直し、結果、体の痛み、浅い呼吸を蓄積していくことになります。

本書の巻頭と巻末にあるカラーページでは、呼吸を深くするためのワークや体の調整法をお伝えしていますが、これらをいくらがんばっても、日常の悪い動きグセが放置されていれば、また体は緊張状態、無呼吸・浅呼吸状態に逆戻りしてしまいます。

20代までは、多少体を粗雑に扱っても若さと勢いで何とかのりきれます。しかし、30歳を過ぎるとそうはいきません。
毎日の生活の中で緊張と呼吸を浅くする体グセを積み重ねないように、知恵とコツを使って体を扱っていくことが大切になるのです。

〔まとめ〕
生活の中で体の正しい動かし方を身につけて、
無呼吸状態を作らせない！

「全身を循環する呼吸」が自然治癒力をグングン高めてくれる

知られざるもうひとつの呼吸の役割。
「循環する呼吸」が体のすみずみまで行き渡ることによって、
私たちの命、体、健康は維持されています。

深呼吸をすると、心身の緊張や焦りがとれてリラックスできることは誰もが知っていますね。

就職の面接や受験、大事なプレゼンやスピーチの前、出産……人生ここ一番！の大舞台に立つとき、私たちはどれだけ深呼吸の力に助けられてきたことでしょう。

小学校の理科の授業では、肺呼吸についても習いました。肺を介して空気中から得た酸素を体内に取り込み、二酸化炭素を血中から取り出して排出していること。そして呼吸が止まれば死んでしまう、生と死を分かつ存在であることも……。

呼吸力を高めれば自然治癒力が強く太くなる！

でも、呼吸に関する事実はこれだけではありません。実はもうひとつ、あまり知られていない呼吸の重要な役割があるのです。

それが、本書のキモとなる**「全身を循環する呼吸」**です。

とはいっても、なかなかイメージがわいてこないかもしれません。では、今行っている呼吸に静かに意識をかたむけてみましょう。

次のような〝呼吸のリズム〟を感じませんか？

息を吸うと、体の中心部分（体幹）がふくらむ

↑↓

息を吐くと、呼吸が体の中心におさまっていくようにしぼむ

呼吸はその大小問わず、24時間365日休むことなく、呼吸による体の「ふくらむ」「しぼむ」というリズムに合わせて、全身を循環しています。

もう少し細かく言うと、**200以上ある全身の関節を通って、血液、リンパ、体液などと一緒に全身を巡っているのです。**

できる人は、仰向けになって自分の呼吸を観察してみましょう。

息を吸って吐くとき、体幹部分だけでなく、頭、背骨、肩、腕、骨盤、股関節、足首までもが微細に動いていることがわかるでしょう。

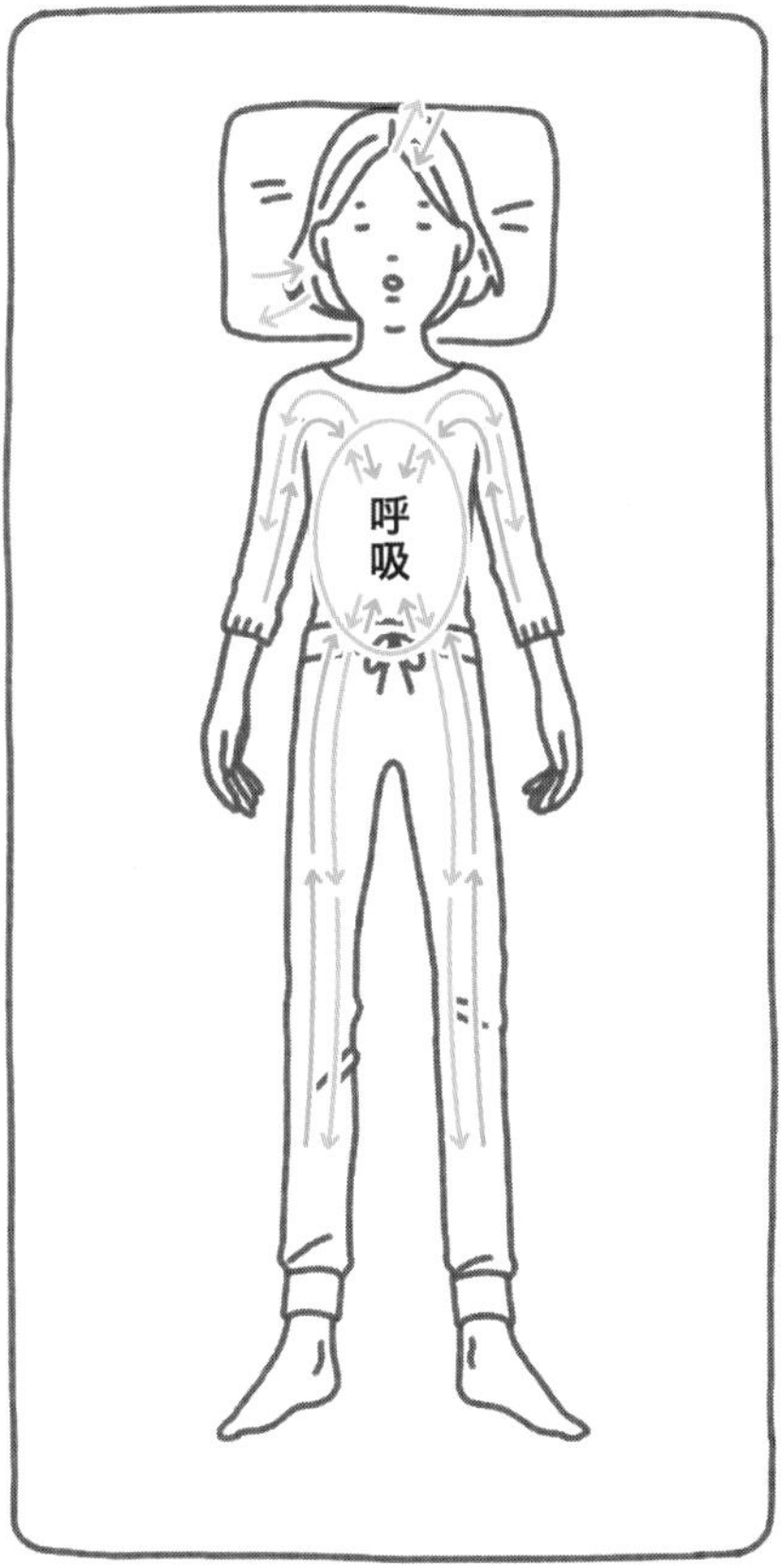
呼吸

これは、呼吸の通り道である全身の関節が、「ふくらむ」「しぼむ」の呼吸のリズムに合わせて開いたり閉じたりしている動きです。こうやって、呼吸のエネルギーを全身に送り出しているのです。

車や時計などの精密機械は、細かいメンテナンスをしなければいつか壊れて動かなくなります。

私たち人間が特別な補修をしなくても毎日元気に生きていけるのは、呼吸が休むことなく体を循環し続けることによって、筋肉、関節、血流、リンパ、免疫、自律神経など健康を司る各種機能がスムーズに働くよう自動調整してくれているからです。

これこそが、**人間本来が持つ生命力、すなわち〝自然治癒力〟であると私は考えます。**

こう考えていくと、浅い呼吸や無呼吸状態の積み重ね、いわゆる〝呼吸の滞り〟がどんな不自由な体へ導くかということも容易に想像ができるでしょう。

痛みや不調のない真に健康な体を手に入れるためには、呼吸力を高め自然治癒力を強く、太くしていくしかありません。

1日約3万回くりかえす呼吸は、私たち人間の体を細胞レベルから息づかせているのです。

〔まとめ〕

呼吸は体を24時間休むことなく循環し、

全身の機能を活性化させている。

第二章

呼吸を作り直す

1日約3万回くりかえす呼吸をコントロールすれば、体の不調は劇的に改善します

「呼吸のゆがみ」があらゆる不調の芽を作り出している！

私たちを苦しめる不調の原因のおおもとは、浅い呼吸にあります。今している呼吸をコントロールすることで、あきらめていた不調を自らの力で改善することができるのです。

肩こり、頭痛、めまい、冷え、むくみ、肌荒れ、イライラ、うつ、生理痛、更年期、婦人病、不妊……あなたは今どんな不調に悩まされているのでしょうか？病院へ行く、薬を飲む、マッサージへ通う、治療院で痛いところに鍼《はり》をうつなど、これまでさまざまな努力をしてきたのになかなか改善が見られない、再発をくりかえす、もはや不健康であることのほうがあたりまえになってしまった……。私の治療院ではこういった方たちが呼吸のあり方を見直し、長年患ってきた不調や病を自分の力で克服するサポートをしてきました。

病名の違い、症状の大小はあっても、さまざまな不調を引き起こしている根本的な問題はひとつ。

あなたが今くりかえしている浅い呼吸と、浅い呼吸を導く緊張体質によって、人間誰もが持っているはずの自然治癒力が正常に働かない状態になっているからです。

慢性的な不調から抜け出すためには、呼吸循環をスムーズにし、自然治癒力が働きやすい体へ自力で体質改善していく必要があるのです。

緊張と浅い呼吸が不調や病を呼び込む仕組み

ここでは、浅く止まりやすい呼吸、いわゆる呼吸の乱れが不調を作り出してしまうまでのプロセスを詳しく解説していきたいと思います。

前章では、無意識の緊張と力みが無呼吸状態を作るというお話をしましたね。

私たちの体が緊張し、呼吸が乱れているとき、目には見えませんが体の中では、病の階段をのぼっていくような悪い連鎖がおきています。

① 体が緊張し、無呼吸状態に陥る。呼吸が浅くなる

↓

② 呼吸の通り道となる関節の開閉がスムーズに行われなくなる

↓

③ 筋肉が緊張状態になり、関節をより固める

↓

④ 呼吸とともに関節の周りを流れる、血液、リンパ、体液などの循環も悪くな

る

↓

⑤筋肉、動き、自律神経、代謝、内臓の働きなど、全身すべての機能が落ちる

全身の機能が落ちると、どういったことが起こるでしょう。

具体的な例を挙げると、筋肉が緊張しやすくなる、体がこりやすくなる、体の動きがぎこちなくなる、精神的に不安定になりやすくなる……そんな状態で、「内臓が元気か？」と言ったらありえません。とくに腸などの内臓の状態が悪くなり、免疫力も落ちてきます。

結果、風邪や病気、アレルギーを患いやすくなり、疲れやだるさがいつまでも抜けない、回復が遅いという症状はあたりまえのように出てくるでしょう。

女性であればホルモンバランスも崩れやすくなり、生理痛、生理不順はもち

ろん不妊といった問題にも大きく関係してきます。
こういう話を聞いているだけでも、「浅い呼吸ってイヤだな」と今すぐ深呼吸をしたくなってきますね。

〔まとめ〕
浅い呼吸が自然治癒力を低下させ
あらゆる不調と〝病気の芽〟を育てる。

呼吸を作り直す＝不調体質を〝土壌〟からまるごと変えること

今自分の身にあらわれている病気や痛みにばかりとらわれていませんか？

体を下地から改善することが、〝万年不調体質〟から抜け出す唯一の方法です。


今あなたの体に出現している不調の症状を、私は〝表現体《ひょうげんたい》〟と呼びます。

これはいわば、**今まで積み重ねてきた悪い呼吸グセや緊張体質がピークに達し「パン！」とお花のように咲いてしまった状態です。**

それが、肩なのか、腰なのか、皮膚なのか、内臓なのか、心なのか、その人のウィークポイントに発現してしまったということです。

では、その花を刈り取れば問題は解決するのでしょうか。パチンと切り取ったところで、花が育つ土壌が変わらなければ、また同じように不調の花が咲き続けるだけ……。

だったら**「土壌＝〝体質〟をまるごと変えてしまおうよ！」というのが、呼吸整体の考え方です。**

その土壌を構成するのは、言うまでもなくあなたが今くりかえしている1回1回の「呼吸」です。呼吸を作り直していくということは、すなわちその人の体質を下地から改善していくことにつながるのです。

〝不調のデパート状態〟でも
みるみる体が元気になっていく！

ですから、どんな患者さんでも、私が施すことは一緒。呼吸のゆがみを調整し、日常の呼吸や動きを整えていく方法をお伝えするだけです。

たとえ、「肩こり＋婦人病＋アトピー」といった複数の不調を抱えている方であっても、ひとつの症状に特化して、「順番に治していきましょうね」ということはしません。

呼吸という土壌を変えることができれば、どんな〝不調のデパート〟のような人でも、芋づる式に不調がとりのぞかれ体調がグングン上向きになっていくからです。

私の治療スタイルには特徴があって、初対面の患者さんの病名や症状を伺いますが、それによって治療内容が左右することはありません。

というのは、発現した病気を診るのではなく、体全体とその変化を診させていただいているからです。

治療の際はその人の呼吸状態はもちろん、頭、肩、足、骨盤など全身を診ます。

「体はつながっている」ということは誰もが何となく理解していることだと思いますが、まさに体は〝まるごとひとつ〟なのです。

治らない人たちに共通してあるのは、表面に見えている病気と症状ばかりにとらわれて、本質的なところを見逃してしまっているところです。

「肩が痛い」といって治療院でマッサージをしてもらう、痛いところに鍼をうつ……確かに一時的に症状は改善され、体は気持ちよくなれるかもしれません。

しかし、その効果は未来永劫《えいごう》続くものでしょうか。結局は、ただの対症療法にしかならないのです。

「痛い」という表面の部分のみで、「なぜ痛みが発生してしまうのか」という原因部分にアプローチしていかなければ、根本的な問題は一向に解決せず不調体質から一生抜け出すことはできないでしょう。

私は基本的に「治療家」の仕事は、こういうことを伝えることだと思います。

不調の多くは、自分の呼吸を整えることで改善できるのですから。

〔まとめ〕
呼吸という体の下地を整えれば
不調は劇的に改善する！

患者さんの体験談 1

10年間苦しんできた重症肩こりとさよなら。

冨永朋子さん　32歳・人材派遣会社勤務

10年ほど前から、頭痛や吐き気をもよおすほどの重い肩こりに悩まされていた私。ある年の会社の健康診断で側弯《そくわん》（※背骨の曲がり）という診断がくだり、さすがに心配になって、会社の先輩に森田先生を紹介してもらいました。

最初に体の力みグセや腰の反りグセ、また気づくと呼吸が止まっていること、吸うことはできても吐くことが苦手だったりという部分をズバリ指摘され、自分の呼吸と体にはじめて意識を向けるようになりました。

森田先生の施術や教えていただくセルフ調整法がすごいのは、一時的に症状

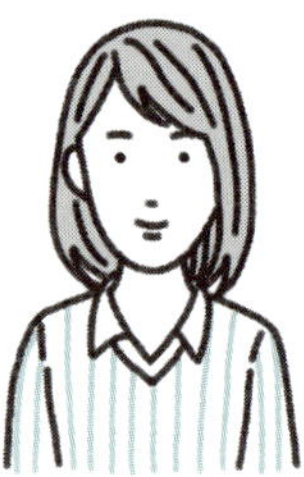

を改善するようなリラクゼーションマッサージとは違って、肩こりを引き起こすおおもとの原因から改善して、不調の起きにくい体を作ることができる点です。

セルフケアのひとつに**「肩の緊張を断つ動き」（162ページ）**があるのですが、家でこれを行うと、**こり固まっていた首まわりがスッと伸びた感じがするというか、肩も呼吸も瞬時にラクになります。**

今も多少のこりはあるのかもしれませんが、以前のような不快感はウソのようになくなりました。

驚いたことに気がかりだった側弯についても、以降は診断がおりなくなって。その後妊娠したのですが、呼吸と体のケアを続けてきたからか、つわりもなく経過は順調そのもの。

むくみ、倦怠《けんたい》感、体が重たいという「妊婦だったら仕方ない」と思われているネガティブな症状は一切なく、本当に快適なマタニティライフを過ごすことができました！

〔森田先生の所見〕

30代は体の曲がり角です。それまでムリしてしのげても、30歳をこえるとそれができなくなりそのムリは体に出てきます。30代に入ったら知恵とコツを使って自分の体をケアすることによって彼女のような体質改善をすることができます。体に余裕ができると心に余裕も生まれます。また、体を整えることはそれだけで安産にもつながります。

患者さんの体験談 2

長年の数々の不調が改善し、健康体質に！

宮田裕子さん　36歳・派遣事務職

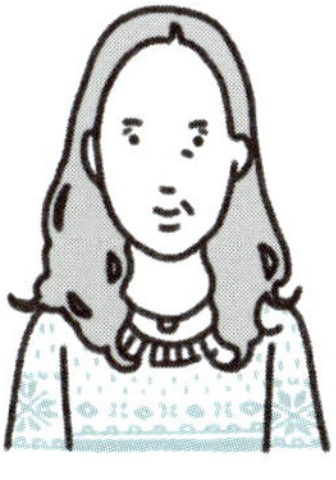

冷え性、便秘、顎関節症、生理痛、睡眠障害、子宮筋腫、子宮内膜症……10年以上、私はこれらの症状を抱えていました。

当時、自律神経系の睡眠障害に悩んでいましたが、「婦人病の薬と自律神経系の薬は併用できない」とドクターから言われていて。

「残る手段は鍼しかないのではないか」とかなり切実な想いで森田先生のもとを訪れたところ、「鍼の前に、まず呼吸と体を整えていきましょう」と言われ、肩と首の緊張をとる動きなどを教えてもらいました。

正直「こんなので効くのかな?」と半信半疑だったのですが、仕事の合間にもできるような簡単なものだったので、とにかく試してみることに。

最初に効果を感じたのは、体のバランスの変化と、小学生のときから慢性化していた肩こりです。

その後、真剣に体や呼吸を整えていくうちに、顎《がく》関節症の症状や薬が手放せなかった重い生理痛、花粉症の症状、便秘なども次第に和らいでいきました。

さらに半年後の婦人科検診では、筋腫の大きさが3センチから2センチに小さくなっていてビックリ！　肝心の睡眠障害も、波はあるものの以前よりずっと落ち着いてきています。

またうれしいのは、「体質だから……」と思っていたクマや血色の悪さが改善され、肌の状態がすごく良くなったことです。

この前、化粧品を買いに行ったところ「お肌が白くて、これ以上明るいファンデーションはご用意がありません」と販売員の方に言われたほど。周りの人も驚いていて、「ねえ、何をしてそんなにキレイになったの？　教えて」といろんな人から聞かれます。

真面目に取り組めば取り組むほど、体のいろいろな部分に効果が出るから本当にうれしくて！　わずかな期間でこんなに変われるなんて、自分でも信じられません。

〔森田先生の所見〕

体が土台から改善されてくると、症状だけではなくいろいろなところに良い反応ができます。当然お肌も良くなります。こういうことを好循環と言い、対症療法にはない効果や喜びがあります。体はやることをやればしっかり反応してくれるのです。

患者さんの体験談 3

不調や違和感が生じても自力で治せるようになった！

沙織さん　32歳・パート勤務

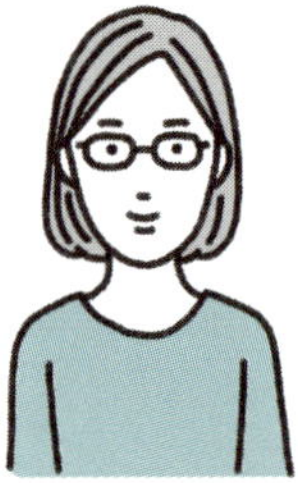

大学生のときから患ってきた腰痛。部活のマーチングバンドで、重さ10キロもあるバスドラムを抱えていたことが原因でした。

それが、30代を過ぎたあたりから日常生活に支障がでるほどに悪化。仕事はデスクワークなのですが、午後になると椅子に座っていられないほどの痛みが走るのです。

さらに、鎮痛剤を飲まないと動けなくなるほどの重い生理痛、ＰＭＳもあり、その時期はイライラが止まらず、夫とのケンカも絶えませんでした。

森田先生からは背中や腰の反り返り、骨盤をひねるような歩き方、足元からくる緊張、息を溜めてしまう呼吸のクセなどを言われました。どれも自分では気づかなかったし、意識すらしないことばかりでしたね。

家では骨盤を自然な位置に戻す動きや、首の関節の解放のやり方など、教えてもらったセルフケアを続け、ものを取るときに手先だけで取らないようにするなど、ひとつひとつの日常動作を丁寧にやるように心がけてきました。

半年ほど経ったころでしょうか。**日常生活が大変だと思うほどの腰の痛みや生理痛、ＰＭＳの症状がすっかりなくなっていて、基礎体温がきちんと二層に分かれるようにもなりました。**

昔は「もう30歳を超えたんだし、不調があっても仕方ない」とあきらめていた部分があって……。調子が悪くなりだすと自分ではどうにもできなかったのですが、今ではちょっとした違和感が生じても自力で症状を改善できるようになりました。

〔森田先生の所見〕

こういう場合、薬を飲むだけでは何の解決策にもなりません。しっかりと呼吸・体を整えていくことが大切です。やることをやれば生理痛、ＰＭＳ、基礎体温なども改善していきます。30歳をこえて「ある程度の不調は仕方ないよね」とあきらめる必要はありません。やる気さえあれば大丈夫です。体は治る力を持っています。治る力を発揮させてくれるのを待っています。それを引き出すのも放置するのも自分次第です。

患者さんの体験談 4

呼吸と緊張体質を改善し、安産が叶った！

井上文子さん　30歳・コンサート企画制作

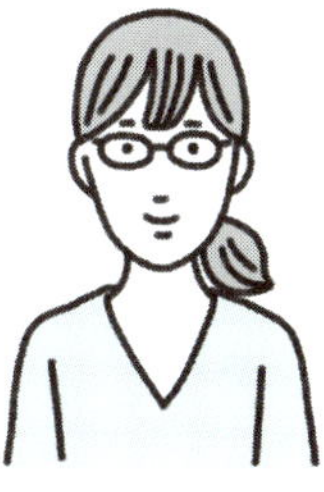

森田先生のところへ訪れたのは、妊娠7カ月のとき。もともと先生に診てもらっていた母に、「安産になるよ！」とすすめられたことがきっかけでした。

初回に「7カ月にしてはお腹が大きいね」と森田先生に指摘され、**呼吸と動きを組み合わせた施術をしてもらったところ、鏡を見たら別人のようにお腹がコンパクトになっていたのでびっくりしました。**

なんでも、呼吸が浅く体がずっと緊張状態になっていることが、お腹の膨張の原因だったようです。

「お腹をつっぱらせて歩かないこと。妊娠前と同じような生活をしていいんだよ」というアドバイスを受け、教わった緊張を解く深呼吸や動きを続けました。おかげで経過も順調で、9カ月まで仕事に出ていたのですが、周りの人からは「本当に臨月なの!?」と驚かれるほどお腹が小さいままだったようで。

それでも、生まれた赤ちゃんは3100グラム。小さ過ぎることもなく、健康そのものでした。

お産の最中はよくある「ヒーヒーフー」の呼吸ではなく、先生から教わった「鼻から吸って、細く長く吐く」という深呼吸を意識したおかげで、想像していたしんどさはなくラクに産むことができたと思います。

産後の入院中は、「肩の緊張を断つ動き」（162ページ）を続けました。これをやると、体や腕のだるさが抜けてラクになるんですよ。そのせいか、赤ちゃんをずっと抱っこしていてもツラいと感じることはありませんでした。

今は出産で下垂した内臓を整える産後のケアのために通っていますが、産前からしっかり呼吸と体を整えていたからか、**「産後の回復がすごく早いね」**と先生からほめられます。

ママ友だちからは、悪露が長引いたり、体型が戻らなかったり、腱鞘炎《けんしょうえん》や肩こりに悩まされたりと産後の苦労話を聞くので、大切な産前・産後期に、自分の体としっかり向き合って、良い方向に変われたことは本当にうれしいです。

〔森田先生の所見〕

いつも思うことなのですが、妊婦さんはお腹を出し過ぎの人が多く、そうであるほどいろいろな不調を抱えやすいです。本来自然な形はもっともっとコンパクトです。そして動けるのです。しっかりとケアしている妊婦さんは、周りが驚くほど動けて、そして産後の回復が早いです。

ご飯100杯分に値する呼吸はあなたの生命エネルギーそのもの

私たちが1日にくりかえしている呼吸量は、なんとご飯100杯分！
1回1回の呼吸を大切にしていくことが
健康への第一歩につながります。

「私たちは、1日約3万回の呼吸をくりかえしている」

このことについて、もう少し詳しく解説していきましょう。

体重50キロの成人が1分間に行う呼吸数は、約20回。1日に換算すると、約2万8800回。1回あたりの平均換気量は0・5リットル。1日の呼吸量は空気の重さで言えば、ご飯にするとなんと茶碗100杯分もの重量にあたります。ご飯１００杯分！　このとてつもない数字を目の当たりにすると、呼吸の重要性を改めて実感できるでしょう。

これほどたくさんの呼吸をくりかえしているのだから、1回1回の呼吸を意味のあるものに変えていくことが、健康への第一歩になることは間違いありません。

ただ酸素を送って、二酸化炭素を排出するのが呼吸の役割ではありません。「体は呼吸によって息づいている」、「体は呼吸の影響をものすごく受けているぞ！」ということを、再認識していきましょう。

呼吸は全身の状態を映し出す鏡

ひとくちに不調といっても、さまざまな段階があります。何となく体の調子が悪い未病の状態、そこから痛みなどのサインがあらわれ、病気につながる……。

呼吸がうまくできなくなる状態が半年も続いてしまえば、いつ不調になって

もおかしくない体になってしまいます。

不調体質の多くは、半年以上の一年、五年、人によっては何十年かけて呼吸がうまくできない状態を続けて、知らぬうちに〝病気の芽〟を育ててしまっています。

逆に何かしらの不調のサインを感じ、この本を手に取って下さった方が、呼吸をうまく活用できるようになれば、その〝病気の芽〟を事前に摘み取ることも、すでに出てしまった不調を改善することも可能だということです。

つまり呼吸は、あなたの生命エネルギーそのもの。「呼吸を見れば体がわかる」と言うくらい、まさに全身の今の健康状態と未来を映し出す鏡なのです。

〔まとめ〕

〝病気の芽〟は、

半年後に本物の病気に変わる

もてはやされている「美姿勢」が呼吸を浅くする

女性たちが目指している「美しい姿勢」。
これが呼吸や体にどんな弊害をもたらすのか、
検証していきましょう。

呼吸を浅くし、体を緊張させる大きな原因となっているもののひとつに、「姿勢」があります。

いわゆる「コレが正しい姿勢です！」と、女性誌の特集や健康雑誌などに取り上げられている姿勢写真やイラストがありますね。

薄々感づいているかもしれませんが、**この教科書どおりの姿勢をとり続けよ**

うとすると、体がツラくなってきませんか？

でも「良い」と言われているから、ついがんばってしまう。結果、背中がバリバリに張ってしまったり、肩がこったり、家に帰ってからドッと疲れが出たり……。はたしてその姿勢は、体や呼吸のことを考えたときに最適だといえるのでしょうか？

実のところ、よく体を研究している治療家で、あれを正しい姿勢だと言う人はほとんどいません。なぜいけないのか、ひとつひとつ解説していきましょう。

「姿勢のお手本」が呼吸を浅くする原因に!?

①手はまっすぐ、胸を大きく開く

↓肩甲骨や肩、首をロックし、筋肉の緊張を増長させます

②背筋をまっすぐ伸ばす

→背骨の自然な湾曲をなくし、背骨や体全体の動きを硬くします

③足を伸ばし、おしりを引き締める

→ひざと股関節をロックさせ、足全体を緊張させて骨盤の動きも悪くします

どうでしょうか。これで深く呼吸できますか？

世間一般的にキレイ、良いとされている姿勢をムリにとろうとすると全身の緊張や力みが強くなり、呼吸循環の中枢である体幹をがっちりロックしてしまうことがわかります。

見た目的には〝美しい〟のかもしれませんが、呼吸と健康の観点から見ると、お世辞にもほめるところがないNG姿勢なのです。

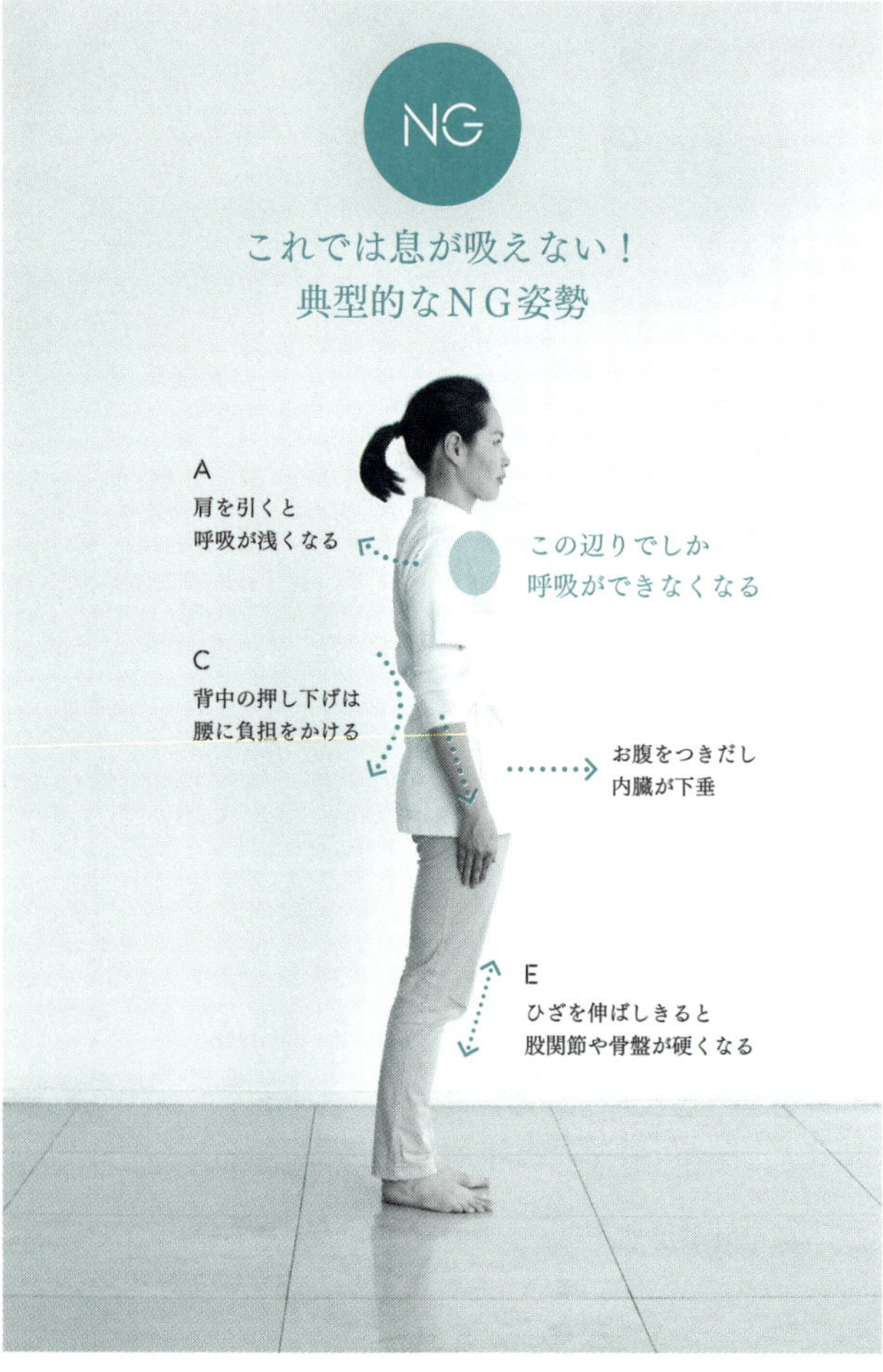
NG
これでは息が吸えない！
典型的なＮＧ姿勢
A
肩を引くと
呼吸が浅くなる
この辺りでしか
呼吸ができなくなる
C
背中の押し下げは
腰に負担をかける
お腹をつきだし
内臓が下垂
E
ひざを伸ばしきると
股関節や骨盤が硬くなる

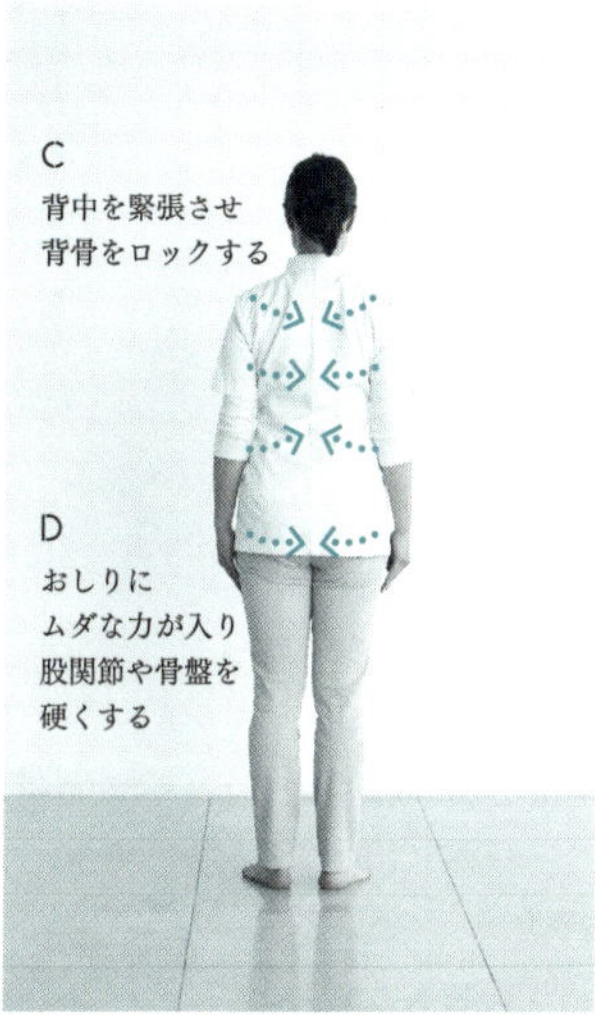
C
背中を緊張させ
背骨をロックする
D
おしりに
ムダな力が入り
股関節や骨盤を
硬くする

NG

NG

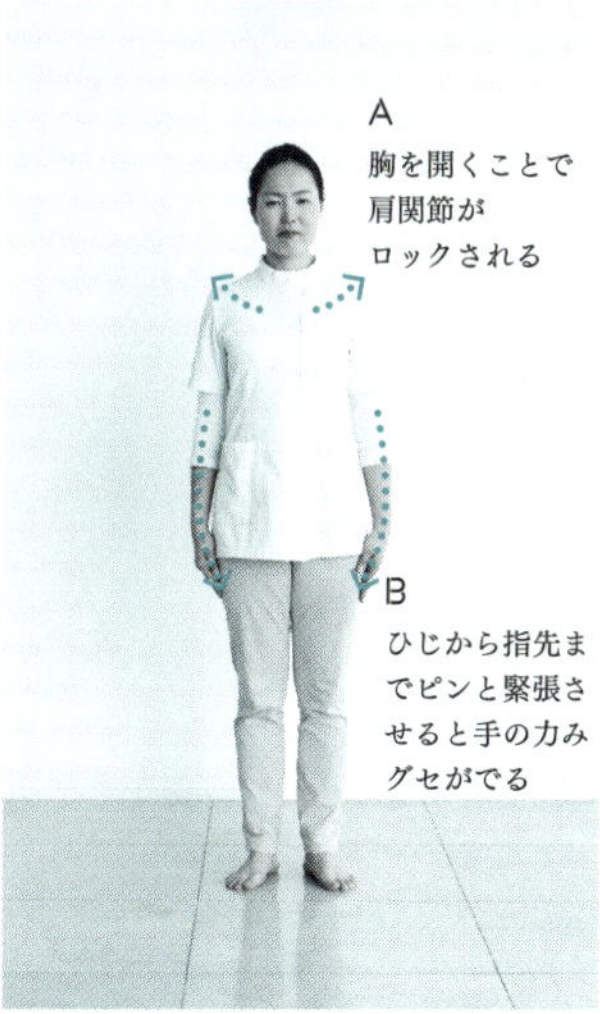
A
胸を開くことで
肩関節が
ロックされる
B
ひじから指先ま
でピンと緊張さ
せると手の力み
グセがでる

A　首・肩、肩甲骨をロックするため力が抜けにくくなり、
胸の浅い部分でしか呼吸が行えなくなる。

B　手先や腕の硬直が首・肩へと連鎖していく。

C　背中の硬直は、背骨や体全体の動きを鈍くする。

D　Cの緊張が波及し、股関節や骨盤をロックする。

E　足腰がロックされて、下半身の循環も悪化。

呼吸がしやすくなる〝うちまき姿勢〟のすすめ

呼吸を浅くする、不自然な美姿勢は今日からストップ！
体が過度な緊張にさらされず、ラクな自然呼吸ができるようになる〝うちまき姿勢〟をおすすめします。

呼吸を体の中心に深く落とせるのは、自分の体を抱きしめるようにして**〝少し内側に巻かせた姿勢〟です。**この姿勢をとると体は緊張せずにラクにいられます。

最初は、まるで「原人」になったかのような違和感があるかもしれませんが、やってみると、驚くほど自然に深い呼吸が入っていくのがわかるでしょう。

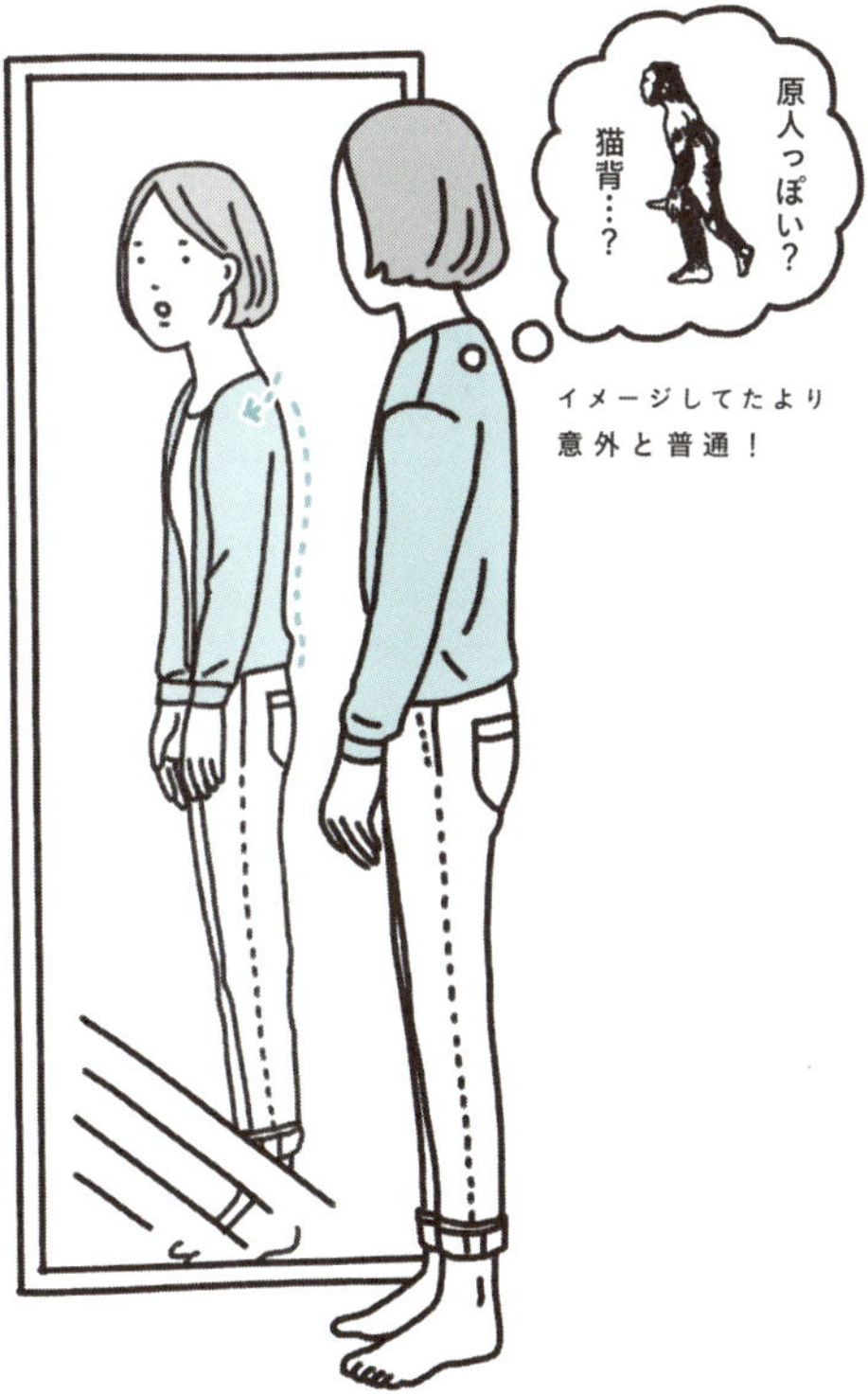
原人っぽい?
猫背…?
イメージしてたより
意外と普通!

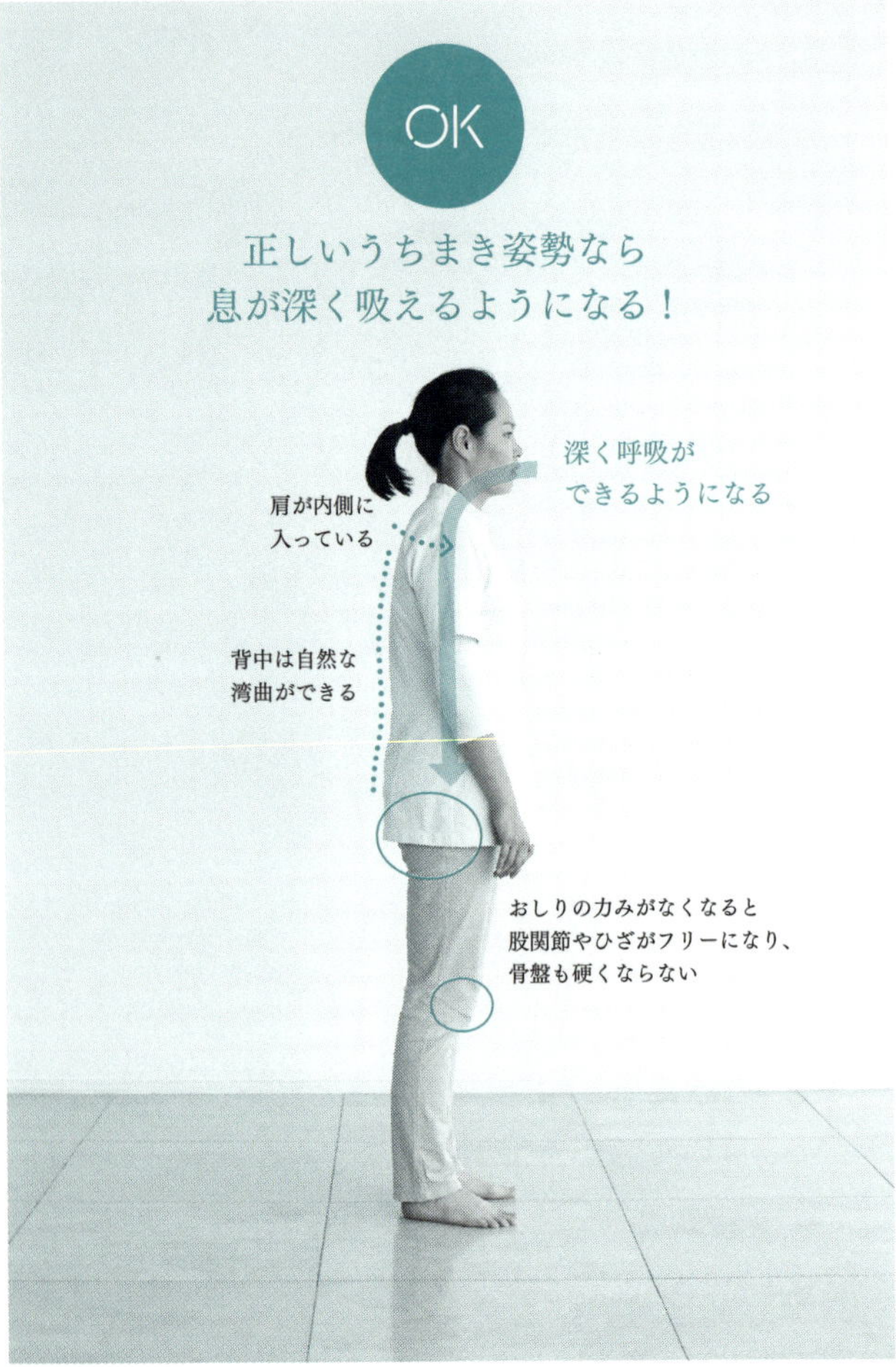
OK
正しいうちまき姿勢なら
息が深く吸えるようになる！
深く呼吸が
できるようになる
肩が内側に
入っている
背中は自然な
湾曲ができる
おしりの力みがなくなると
股関節やひざがフリーになり、
骨盤も硬くならない

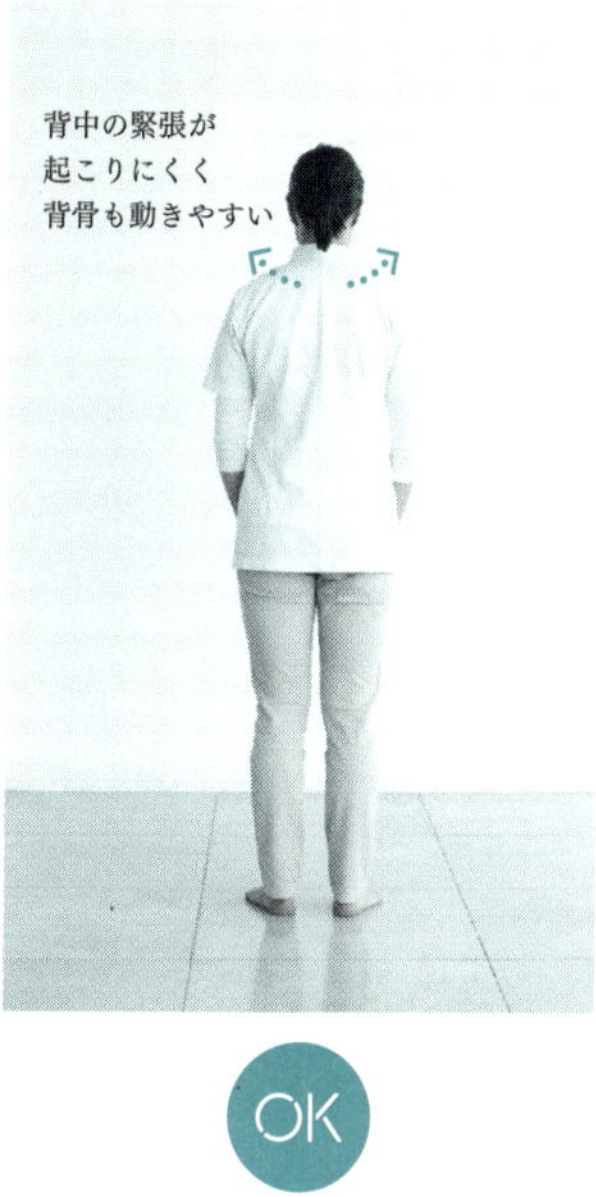
背中の緊張が
起こりにくく
背骨も動きやすい
OK

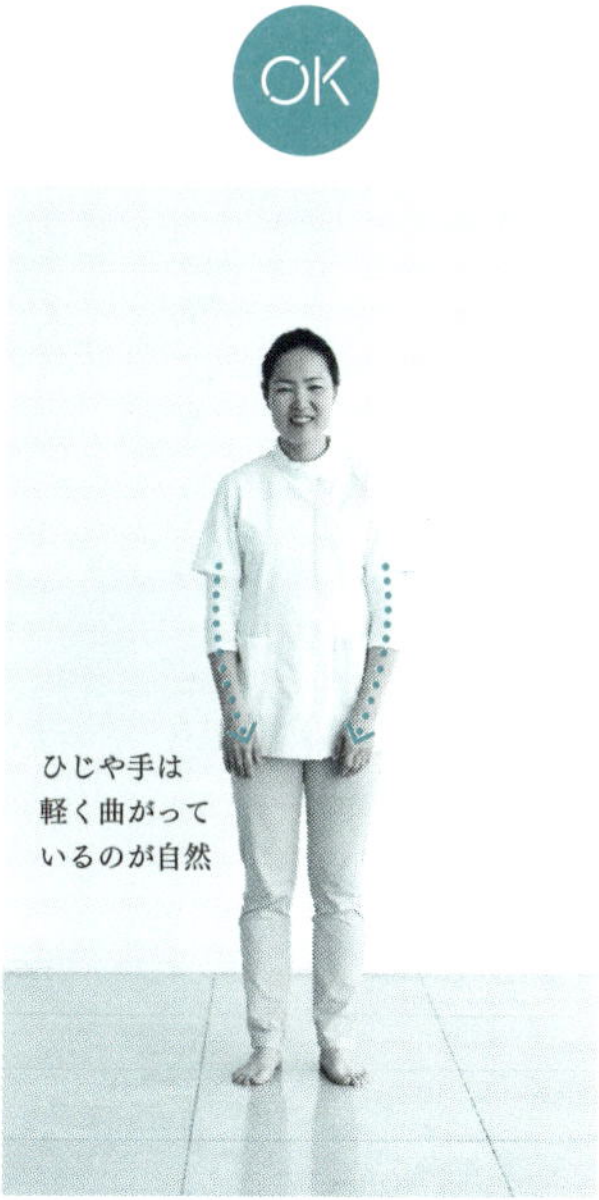
OK
ひじや手は
軽く曲がって
いるのが自然

「背中がまるいのはダメ！」と思い込んでいる方が多いですが、背骨には生理的な湾曲があります。これをまっすぐ正すのは、体を硬直させ浅呼吸へ向かわせる原因に。背中がまるいからといって問題はないのです！

{ 体感してみよう! }

誰でも簡単に習得できる正しいうちまき姿勢の作り方

体が疲れない、呼吸にとってもラクなうちまき姿勢。
この心地良さを体験してみてください。

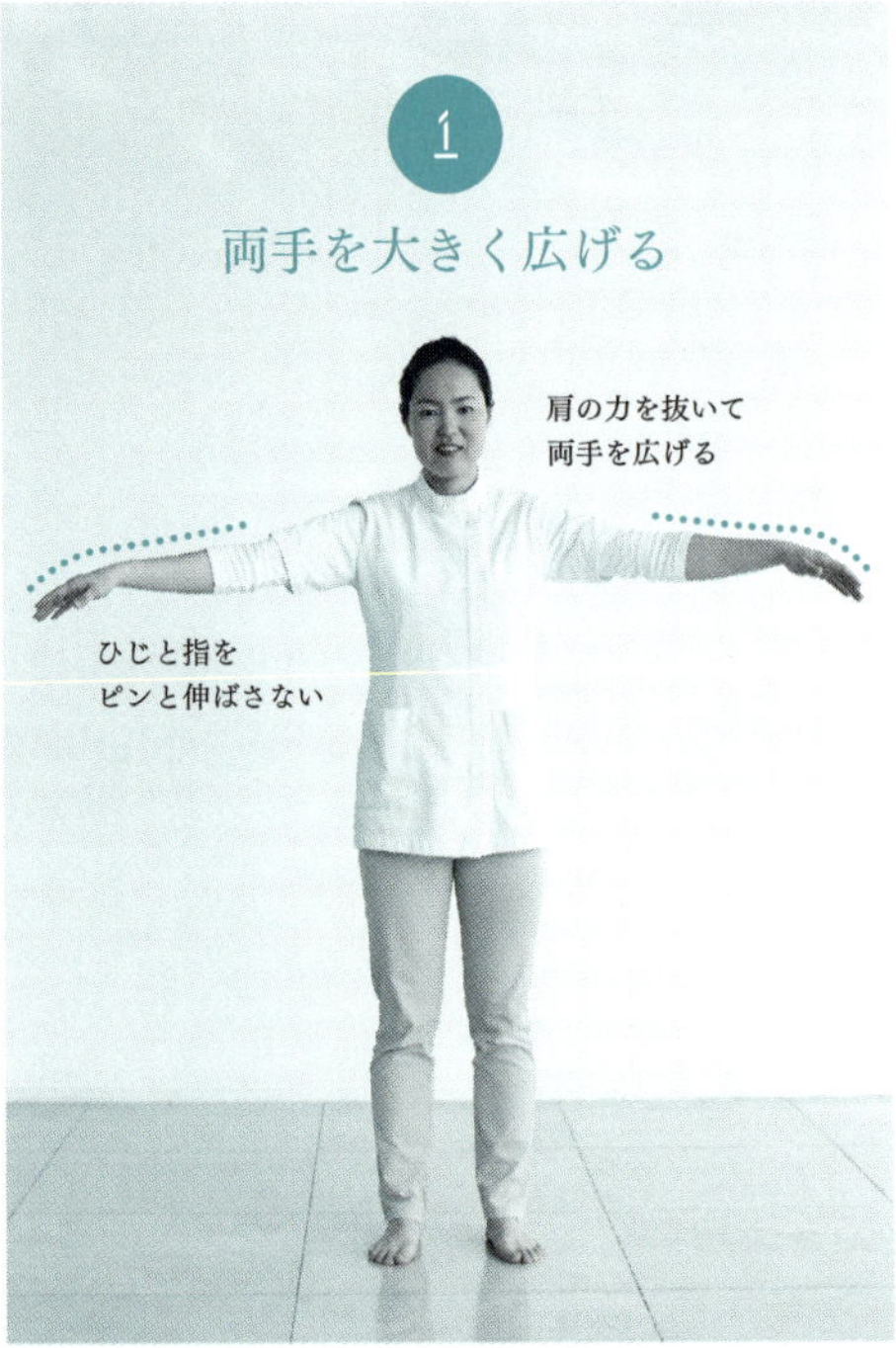
1
両手を大きく広げる
肩の力を抜いて
両手を広げる
ひじと指を
ピンと伸ばさない

足を肩幅くらいに開き、肩の力を抜いて両腕を左右に大きく広げる。指先が力まないように心がけて。

2 両腕を胸の前でクロスする

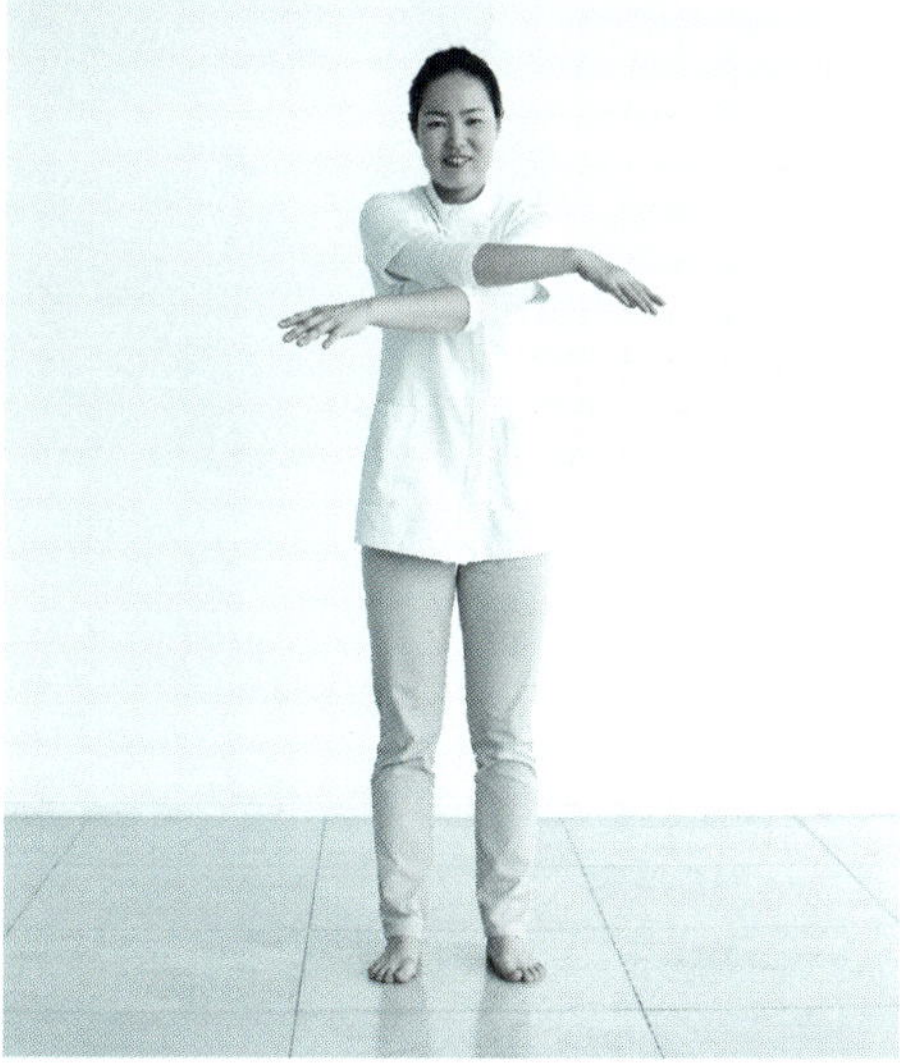

広げた両腕を、胸の前で重ね合わせる。腕や肩が力まないように注意する。

3

自分を抱きしめる

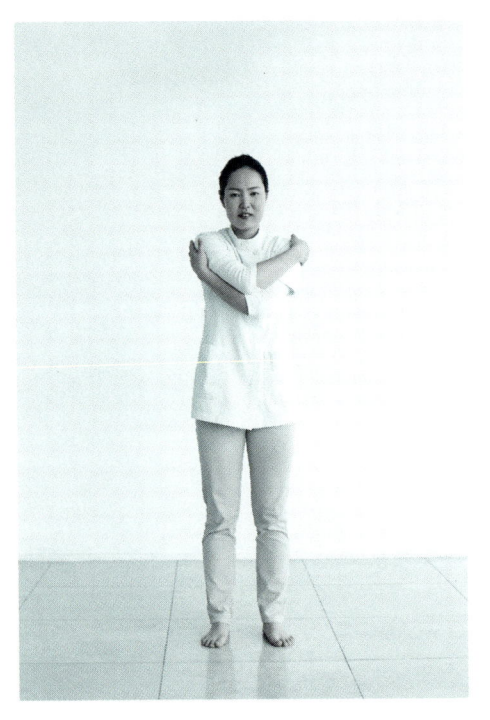

両腕を肩に置き、自分をやさしく抱きしめるようなポーズをとる。

4

そのまま腕を下ろす

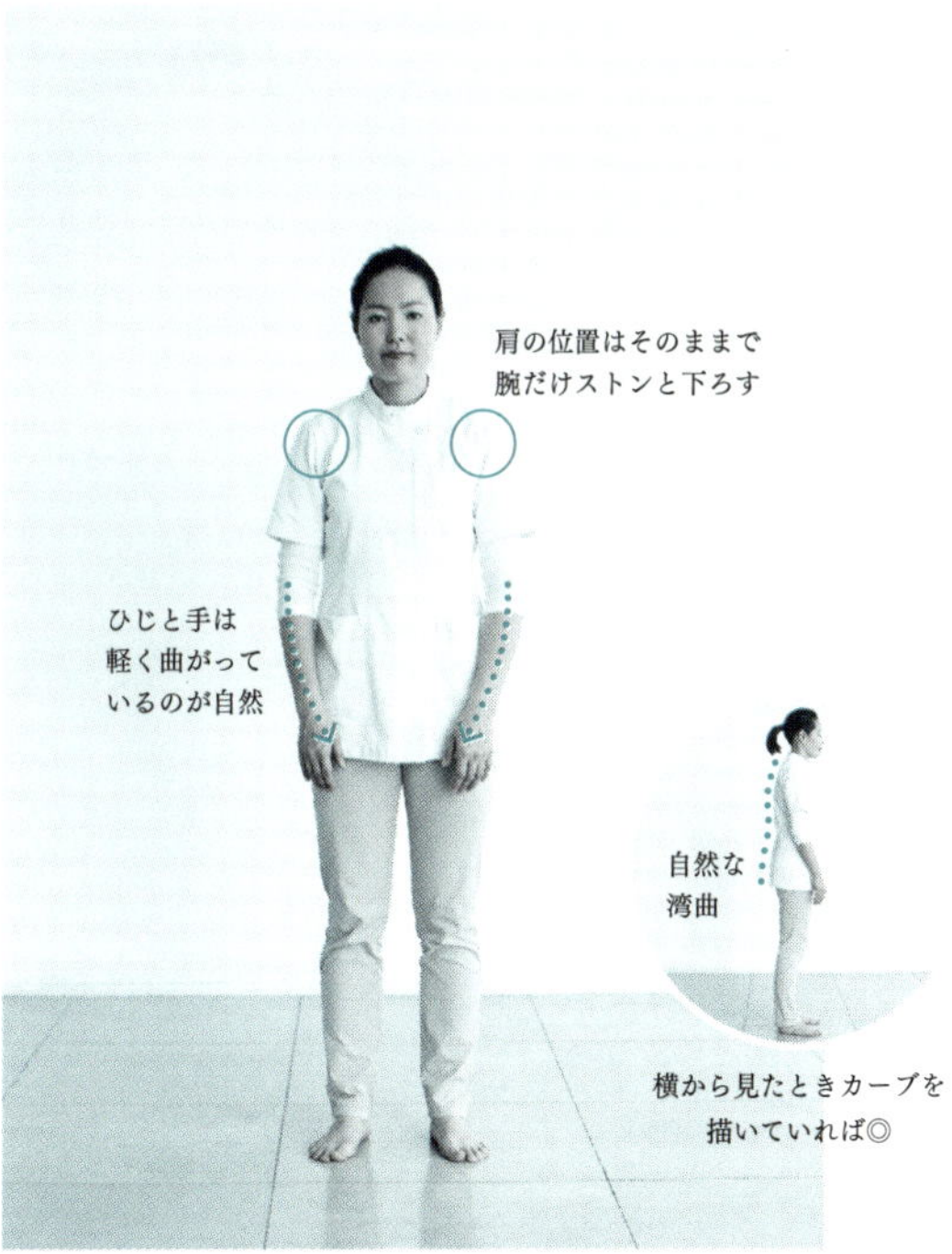
肩の位置はそのままで
腕だけストンと下ろす
ひじと手は
軽く曲がって
いるのが自然
自然な
湾曲
横から見たときカーブを
描いていれば◎

肩の位置はそのままで、腕だけストンと下ろす。
ひじと手は軽く曲がった状態に。

{ 体感してみよう！}

うちまき姿勢だと こんなに呼吸が深くなる！

試しに、うちまきの姿勢で深呼吸をしてみましょう。
呼吸力の高まりを感じることができます。

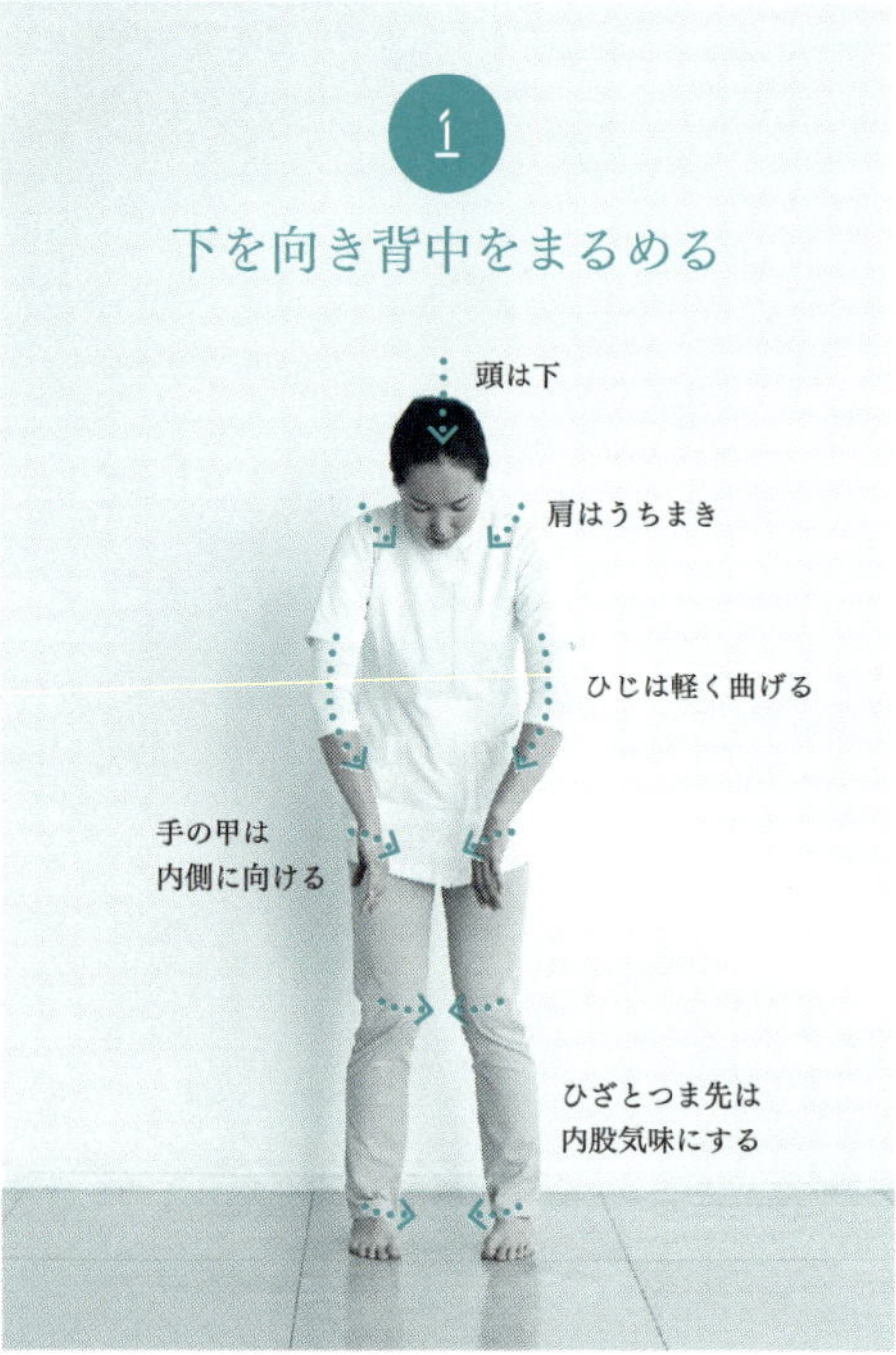
1
下を向き背中をまるめる
頭は下
肩はうちまき
ひじは軽く曲げる
手の甲は
内側に向ける
ひざとつま先は
内股気味にする

この状態をキープして、鼻から息をたくさん吸い込む。吸い切ったら、そのまま息を止める。

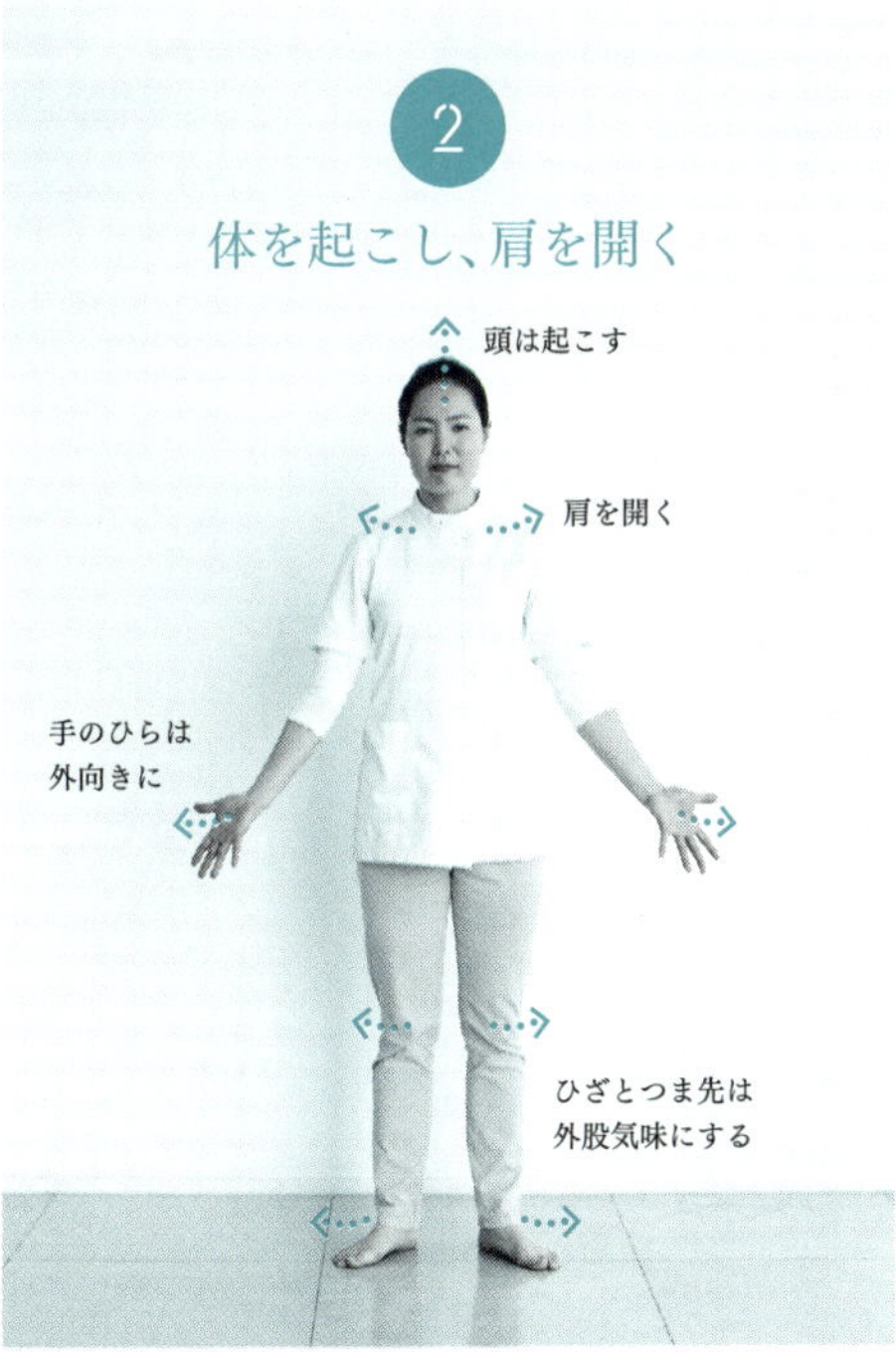
2
体を起こし、肩を開く
頭は起こす
肩を開く
手のひらは
外向きに
ひざとつま先は
外股気味にする

この状態をキープして、口から息をゆっくりと吐く。これを3回くりかえす。

体は左右対称がベストではない

「体は左右対称でなければ健康にはなれない」という誤った知識、また姿勢に対する思い込みや先入観をひとつずつ外していきましょう。

「姿勢はまっすぐでなければならない」と同じように、「体は左右対称でなければならない」そんな思い込みをお持ちではありませんか？

はじめにお伝えしておくと、**そもそも人間の体がピッタリ左右対称になることはありえません。なぜなら、体の中におさまっている各内臓の重さ自体が違うのですから。**

なのに世の中ではまだ「まっすぐがいい」、「ほんの少しでもゆがみは悪い」

という方たちがプロでも多いですね。そのせいで、多くの人たちが「体はまっすぐで、左右対称でなければ健康にはなれない！」と信じてしまっています。

私は以前、アスリートやヨガの達人の姿勢を研究したことがありますが、まっすぐで左右対称な体の人などいませんでした。みなさんそれなりにゆがんでいます。大事なのは形ではなく「機能的にどうか」です。形が整っていても、動けなければ何の意味もありません。あの陸上１００ｍの現世界記録保持者、ウサイン・ボルトだって脊椎側弯症でゆがんでいるのです。

みんながみんな、教科書どおりの同じ姿勢をとっていれば健康体なのかといったら違うわけです。

正しい姿勢づくりは引き算で考える

そもそも姿勢をひとつの型にあてはめて、「何が理想か？」を論ずることはできません。無駄や負担のない、その人なりの機能的なポジションがあるからです。

姿勢について考えるとき、多くの人は「胸を張らなければ！」、「ひざを伸ばさなければ！」と足し算方式で考えます。

そうではなく、**「胸を張るのをやめる！」、「ひざを伸ばすのをやめる！」というように引き算方式で考えてみてはいかがでしょう。**その先に、〃あなたなりの良い姿勢〃というものがあらわれてくるはずです。

どんなに〃正しい〃〃キレイ〃と言われていても、ムリをしなければとれないような不自然な姿勢はとるべきではありません。そのような姿勢は必ず体を硬直させ、呼吸をゆがませます。

体にとってラクな姿勢をとっていれば、自然に深い呼吸へと導かれていきます。それが、不調や痛みのない体へとつながるのです。

〔まとめ〕

体は左右対称でなくても良い。
自分なりのラクな姿勢を見つけよう。

体を温めても、ランニングをしても巡らない

お風呂、ランニング、ウォーキング……
体を巡らせるつもりで、
間違ったアプローチをしていませんか？

全身を呼吸のエネルギーで満たし、筋肉、関節、動き、血流・リンパ、免疫、自律神経といった各種機能を活性化させ、体の内側から自然治癒力を向上させる。

これこそが、不調や痛みのない健康体質を作る最善の方法であるということをお伝えしてきました。

ところが残念なことに、多くの女性たちは「巡り」に関して間違ったアプローチを続けています。

ただ体を温めても巡らない

30代以降の女性たちの体の悩みには、もれなくと言っていいほど「冷え症」がついてきます。

私の患者さんでも、肩こり、腰痛、生理不順など、何かしらの慢性不調を抱えている人は、冷えを伴っていることが大変多いです。

「冷えは万病のもと」「温めれば体は巡る」ということをみなさんわかっているので、お風呂に浸かったり、靴下を二重履きにしたり、カイロを貼ったり、マッサージをしたり……ありとあらゆる策を尽くしていますが、ひどい方だとそれでもなかなか冷え症から抜け出すことができません。

中でも多いのは、「末端冷え症」。手足先が氷のように冷たくなってしまうのは、手足そのものではなく〝呼吸の弱さ〟が原因です。

呼吸により、体がふくらむ・しぼむ力が弱くなると、体の末端に呼吸による動きが行き届かなくなってしまい、結果的に手足末端が冷え固まってしまうのです。

つまり、**呼吸循環という中枢の問題が解決しない限りは、何枚靴下を履こうがお風呂に浸かろうが〝対症療法〟にしかならないのです。**

冷え症の人は手足先の緊張を解いてからお風呂へ

冷え症の方には、「固まった手先足先の関節を開けて、緊張を解いてからお風呂に入ってごらん」とお伝えしています。

冷えている方は間違いなく手足の力みが強いので、入浴の前にキチンと緊張を取り除いてあげることが大切です。その方法は、巻頭で紹介した「深呼吸のまほう」に加え、第三章１４８ページからの「手の緊張を断つ」「足先の緊張を断つ」に紹介しています。ぜひ今晩から実践してみてください。

冷え症は、全体の呼吸の問題と末端の問題の両方がからんで結果的に手先・足先の循環不良を引き起こしているので、お風呂に入るだけでは不十分なのです。

全体の呼吸力を向上させて、固まってしまった手足の関節を開けてゆるめる。そしてお風呂に入る。それが呼吸循環、血液循環をアップさせるコツです。

ランニングをしても健康にはなれない

「ランニングやウォーキングなど、有酸素運動をすれば巡りやすくなるのでは?」という考えをお持ちの方もいらっしゃるでしょう。

私の治療院ではウォーキングの講座を設けていますが、歩く・走るといった行為は「もっともその人のクセが出やすい」とお伝えしています。

呼吸が浅く止まりやすい人は、普段から体のバランスを崩しやすい動きをしている人が多いので、歩く・走るといった動きは、その人のクセをより強調してしまう恐れがあるのです。

走る・歩くという動作は呼吸と同様に、くりかえす回数が膨大です。**1万歩走ったとしたら、1万回の刺激が体に影響するということです。**

「健康になるために走りはじめたのに、逆に体を痛めてしまった……」という残念な市民ランナーが絶えないのはそのためです。

とくに自己流でやっている場合、健康のためにと思ってやっていても、かえってバランスを崩し、呼吸を浅く止めやすくすることを悪化させてしまうこともあります。

また、そのクセを治さないままにランニングを続けていると腰やひざなどを痛めやすくなります。もしランニングを健康のために取り入れるのであれば、プロの指導は欠かせません。

スポーツをする＝健康ではない

スポーツをすることで防げる不調もありますが、スポーツをしても防げない不調も数多くあるばかりか体調を悪化させることもあります。

どんなに激しい動きのときにも、**「呼吸を守る」**ということは極めて大切です。理想を言えば、がむしゃらに走っているときも、**リラックスをしているときと同じような、腹の奥にしっかり呼吸が届くような体勢ができていなければなりません。**

「じゃあ、どんな運動が呼吸にとって良いのよ？」と思われる方がいるかもしれませんが、「どんな運動を選ぶか」よりも、「どのようにするか」が大切です。そして、その基礎に呼吸があるのです。

呼吸整体の観点から見ると、そもそもスポーツは健康とは決してイコールではないのです。

〔まとめ〕

お風呂は手足の緊張を解いてから入る。

ランニングで気分転換はできても健康になるとは限らない。

「無意識への意識」が深い呼吸への第一歩

自分の呼吸は自分でしか作ることができません。体験と気づきの積み重ねによって、呼吸と体はどこまでも変えていくことができるのです。

スマホをチェックしているときの人間の集中力といったらすごいものです。頭、指先に全神経がそそがれているかわりに、**首は亀のようにすくみ、肩はいかり、足指はキュッと詰まって……もちろん、呼吸は虫の息状態。**

このような自分の姿に気づいている人はどれくらいいるでしょうか？

体に変化を起こすときは、本人自らが呼吸や体のクセを認識して、良い方向にシフトさせていく必要があります。

「何からしていけばいいのかわからない」という人はまず、「無意識への意識」を持つところからはじめましょう。

そして、意識的に身につけた正しい呼吸感覚、体の使い方を、今度は無意識にできるようになるまでひたすらくりかえしていく、そういう体験・訓練を重ねていけばいいのです。

すべてを一気に正そうとする必要はありません。1日約3万回の呼吸のうちたった1回でも、「あ、今呼吸が止まっていない?」と気づくことができたらそれは大きな前進です。

ひとつ意識が変われば、その他2万9999回の呼吸も弾みをつけたように変わっていきます。

深い呼吸は外側から見えない

体の中心でお腹の奥に届くような深い呼吸ができるようになると、息をしているのかどうか見た目にはわからないくらい、呼吸の動きがあまり表面に出てこなくなります。

本書のはじめに行ってもらった深呼吸のように、体がのけぞる、肩が上がる、お腹が大きくふくらむといった〝**おおげさ**〟**な動きが見えなくなってくる**ということです（呼吸が中心におさまるため）。

体の緊張グセについても、あれもこれも完璧に正そうと思うと混乱しますから、１日１個ずつ気をつけていけばＯＫです。

「歯磨きをしているとき手先に力が入っていない？」「キッチンに立つときに足指に力が入っていない？」「メイクをしているときに肩に力が入っていない？」こんなふうに意識を向けながら、引き算のようにひとつひとつの動作のクセを少しずつ減らしながら緊張をゆるめていけば良いのです。

体に不都合があるひとは、自分の体に対する自信と信頼を失っています。「何があっても大丈夫！」と思える心と体は、自分でしか作れません。それは、体験と気づきの積み重ねでいかようにも変えていくことができるのです。

〔まとめ〕

正しい呼吸感覚を無意識にできるようになるまで

体にくりかえし覚え込ませる。

緊張は〝悪〟ではない

人間の体は「緊張」がなければ保持することができません。
「緊張」「弛緩」の両輪があるからこそ
私たちは生きていくことができるのです。

浅い呼吸が、〝病気の芽〟を育てる。そして呼吸が浅くなるのは、体の持続した緊張と力みが原因であるというお話をこれまで何度も強調してきました。
そのおかげで「緊張こそが、体を病ませる諸悪の根源だ！」というイメージを持った人もいるかもしれませんが、実はそうではないのです。

緊張がなければ人間は生きることができない

人間は、「緊張」と「弛緩《しかん》」をくりかえす生き物です。そのリズムは、24時間365日止まることはありません。

なぜなら、人は弛緩しているだけでは生きられない、緊張がなければ体を保持することができない生き物だからです。

ちなみにリラックスというのは脱力ではありません。力が入るところは入り、ゆるむところはゆるんでいる状態です。**人間は緊張することとゆるむことの両方ができることがとても大切になります。**

体が最もゆるんでいると思われる睡眠中であっても、レム睡眠、ノンレム睡眠というリズムの中で、肉体は緊張と弛緩をくりかえしています。

体にとって不都合なのは緊張そのものではなく、緊張と弛緩のアンバランスです。緊張と弛緩のリズムが崩れ、過剰緊張のスイッチがずっと入ったままになり、抜けなくなっている状態。それによって、呼吸も乱れ体がおかしくなってしまうのです。

このリズムを正すために、本書では深い呼吸をうながすワークや、緊張を解く体のケアを施したりと、あらゆる方向から抜けなくなった過剰緊張のスイッチをオフにするアプローチを行っています。

「緊張」と「弛緩」は人間が生きるうえで、どちらが欠けても困るものです。緊張は決して悪いものではありません。

〔まとめ〕

「緊張」と「弛緩」は両方必要。

緊張＝悪という思い込みを捨てよう。

第三章

体を育て直す

巡る呼吸、巡る体は
「手先」「足先」から作る

「手先優位の動き」と「足腰お留守」が呼吸を滞らせています

頭で考え、手先だけを動かす。一方で足腰の動きはおろそかに……。
このような現代人特有の動きグセが、
浅く止まりやすい呼吸を作り出しています。

想像してみてください――。あなたは椅子に腰かけています。目の前のテーブルには、手が届きそうで届かなそうな微妙な位置にコップが置いてあります。
わざわざ立ちあがってコップを取りにいくのは面倒くさい。「これくらいなら手で取れるわ」と頭で距離感を判断し、テーブルのコップにグイッと手を伸ばします。

このときコップを取ろうとする体勢は体幹がねじれ、ものすごく不安定です。一番重要な、呼吸循環の中枢である体幹部分を固めてしまっています。すると、一瞬「う!」と息が止まります。

体勢の悪い状態からでもコップを取る。私たちの体はそれを可能にしてしまうほど一見器用にできています。

頭で考え手先だけで動かす、体のバランスをまったく無視した動き。一方で、肝心の足腰はほとんど使われなくなっている。

これはある意味、人類が進化を遂げていく中で脳が発達してきた代償とも言えるかもしれません。

私はこれを**「小手先優位」**、**「足腰お留守状態」**と呼んでいますが、こういった子どものころから何十年にも渡って培われてきた動きの習慣が、呼吸を滞らせ、体を病ませているのです。

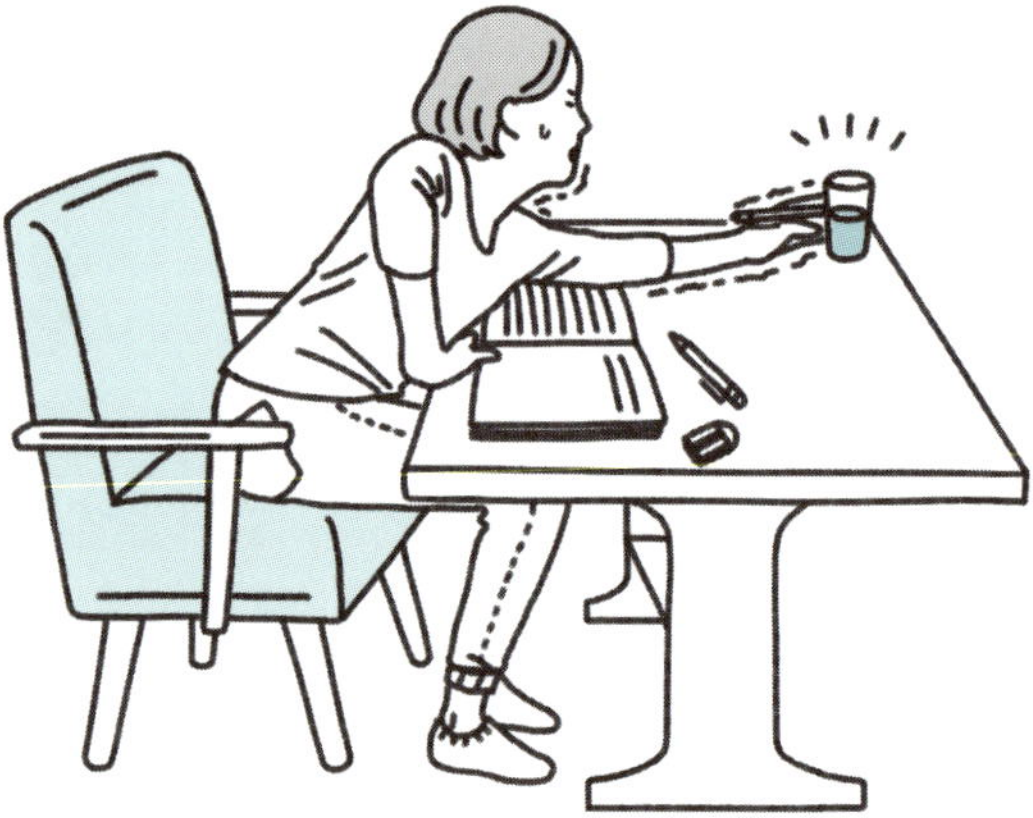

手足末端からスタートする不調の悪循環

第三章では、巡る呼吸、巡る体を作って自己免疫力を高め、あらゆる不調と決別するための、体の育て直しを行っていきます。

これまで、手足末端の緊張が全身に波及することで呼吸が浅く止まりやすくなり、あらゆる不調の原因を生むというお話をくりかえししてきました。

手先・足先の緊張は、呼吸に悪影響を及ぼすだけでなく、**ひじの痛み、腕のだるさ、首の痛み、肩こり、骨盤のゆがみ、股関節痛、下半身太りなど、連動するすべての部分にトラブルの火種を起こします。**

具体的な体のケアに入る前に、ここでもう一度、**「呼吸を浅くする負のループ」**をおさらいしておきましょう。

どちらが先でも不調を招く！

呼吸を浅くする負のループ

足腰お留守の小手先の動き、
足先の緊張

⇕

手首、ひじなど腕全体、ひざ、
骨盤が緊張

⇕

肩、股関節へ緊張が伝わる

⇕

首、腹、呼吸の中枢である
体幹が力む

⇕

浅い呼吸、無呼吸状態が続く

もっと

巡る呼吸、巡る体は、
体の緊張を取ることで作れる！

「深呼吸のまほう」
~緊張の解除編~

手の緊張を断つ

足先の緊張を断つ

肩の緊張を断つ

森田式・丹田呼吸

「手先」「足先」「肩」という“３大緊張ポイント”のこわばりを解き、深い呼吸を全身へ巡らせるセルフケアにチャレンジ。肩こりなどの慢性不調を根本から改善します。

{体感してみよう！}

手先・足先の緊張を断てば呼吸は自然と循環してくる

「体が緊張⇕浅い呼吸」の悪循環から抜け出すためには、どこかでこの緊張の連鎖を断たなければなりません。

一番てっとり早いのは、緊張の発生源にあたる手先・足先の力みを解いていくことです。

いつもガチガチに固まっている力を抜くために、次のページから**手首・足指など末端部分の「関節を開ける」**という方法を紹介していきます。

関節を開けるとどういうことが起きるかというと、その部分に力が入りづらくなります。**力が入りづらいということは、イコール緊張や力みが抜けている状態です。**

イメージしにくい人は、武道や格闘技の〝関節技〟を思い出してみてください。関節の動きを封じられると、みるみる全身の力が抜けて反撃できなくなりますね。これを、調整の世界に置き換えて考えてみるとわかりやすいでしょう。

不思議なことに、手足末端の関節を開けると、ひじ、腕、肩、首、体幹……すべての関節が開いてゆるみやすくなります。逆に、手首の関節が閉じていれば、手首に関係する関節は閉じてギュッと固まりやすくなります。

足も同様です。足指の関節を開けるだけで、ひざ、股関節、骨盤、体幹……と関係する関節の緊張がほぐれていきます。

とくに足先のケアを終えたあとは、足裏がしっかり安定し、下半身全体が驚くほど軽くなるのがわかるでしょう。

このように手先・足先の末端をケアしておくことは、体全体をケアすることにつながるのです。

手の緊張を断つ

1

手の甲を束ねるようにして持つ

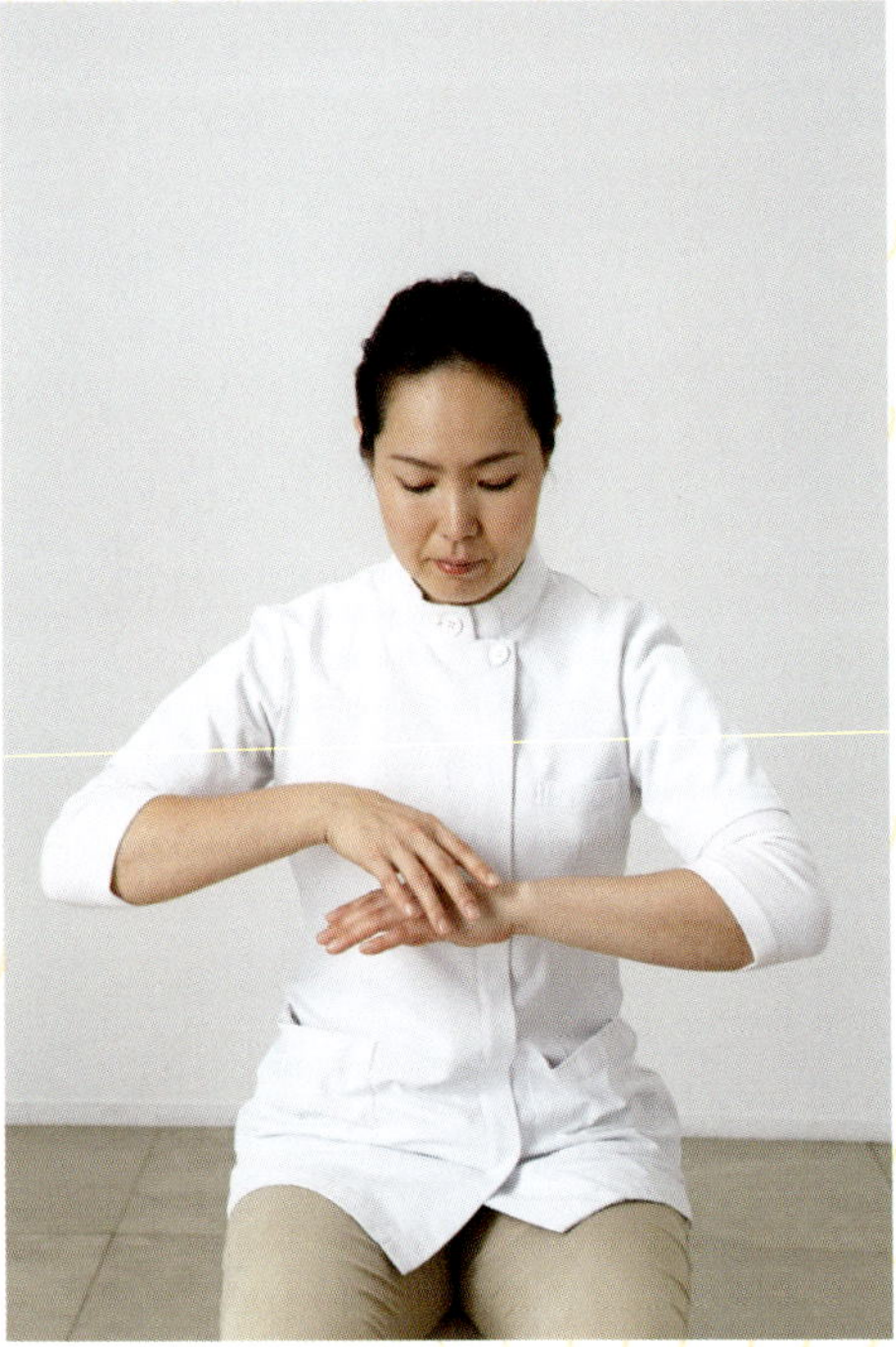

左手の甲の一番太い部分を、親指を含めて横から束ねるようにして右手でつかむ。

2

包み込むようにして束ねる

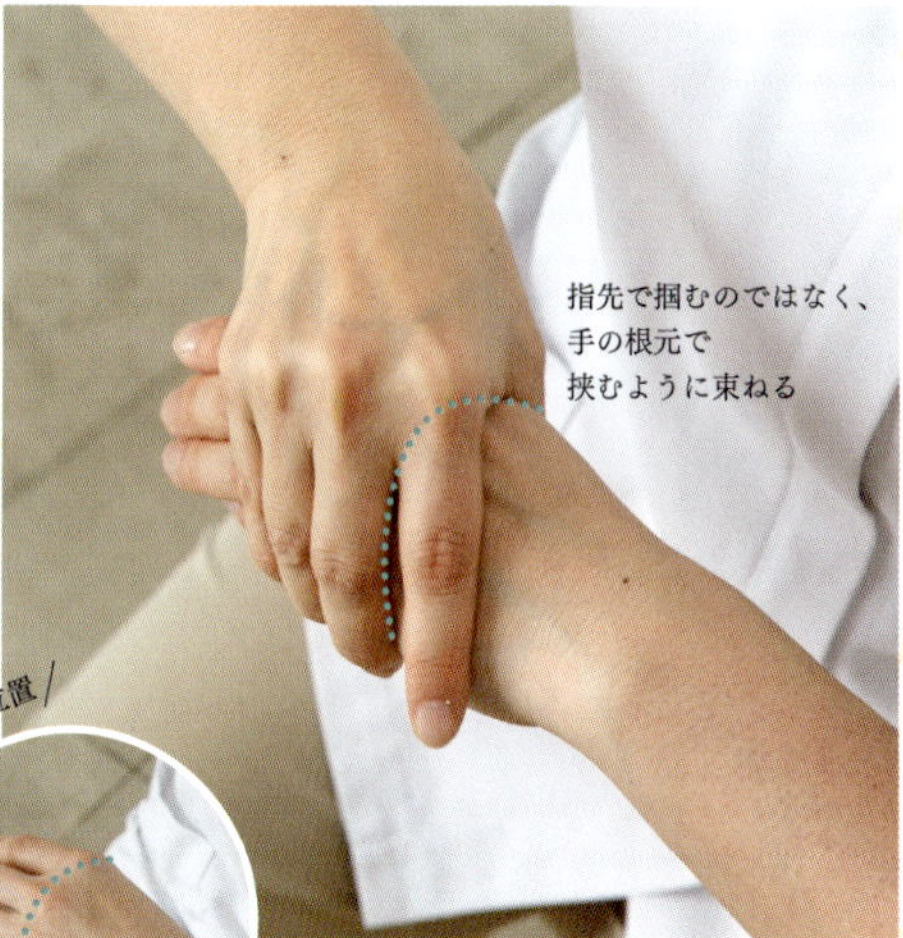

指先で掴むのではなく、
手の根元で
挟むように束ねる

＼手で挟む位置／

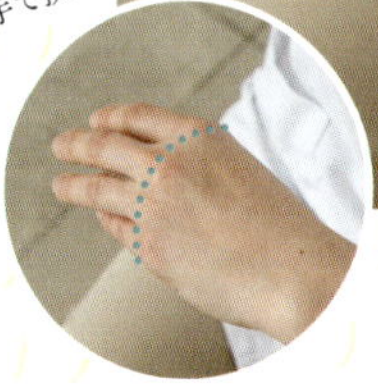

手の甲の一番太い部分を持つ

指先だけを使うのではなく、手全体を使ってしっかり挟むようにして束ねる。

3

弧を描くように手首を曲げる

弧を描くように
手首の関節を開ける
ひじは引いて
固定しておく

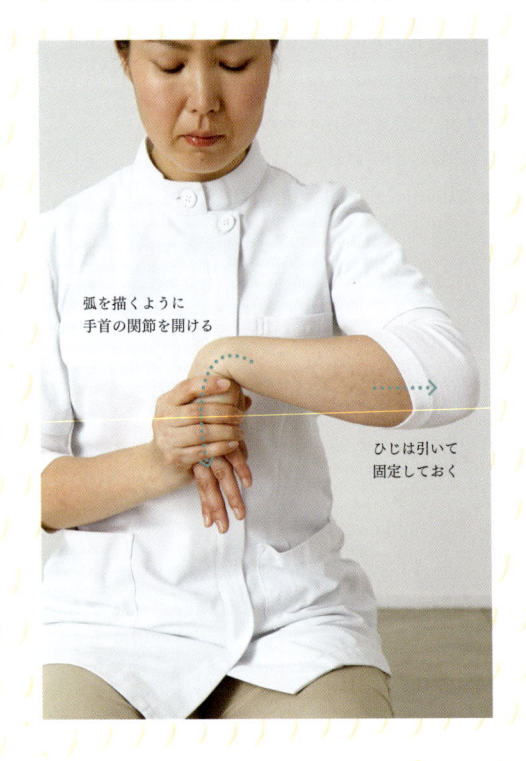

左手首を、弧を描くようにムリのない範囲で折り曲げる。左ひじは外側に引いて固定する。

4

ひじを下に下げ、山形を作る

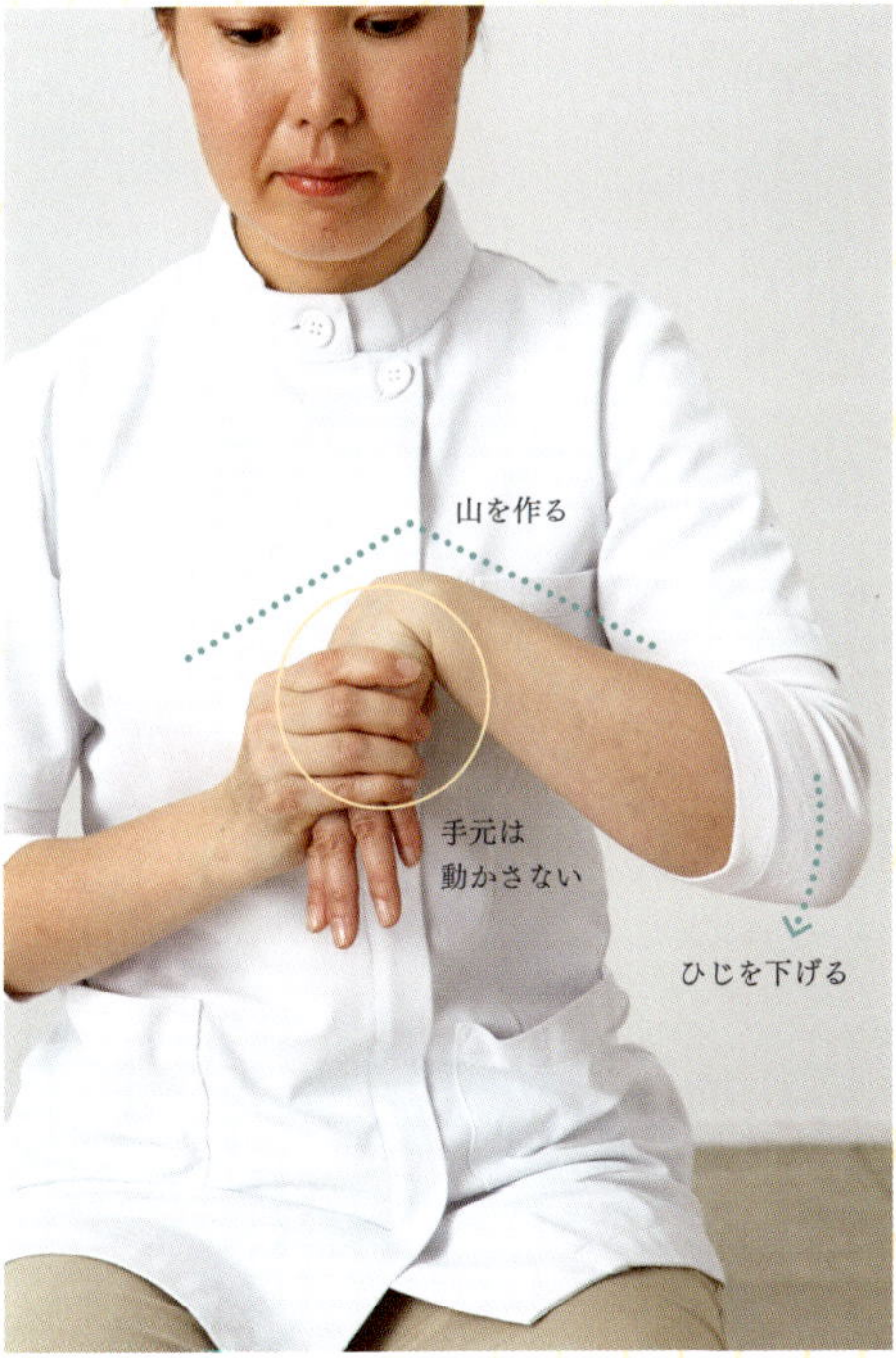

手首を折り曲げた状態で、左ひじを下げる。手を胸につけ、山のような形ができたら完成。

5

首を左右にひねる

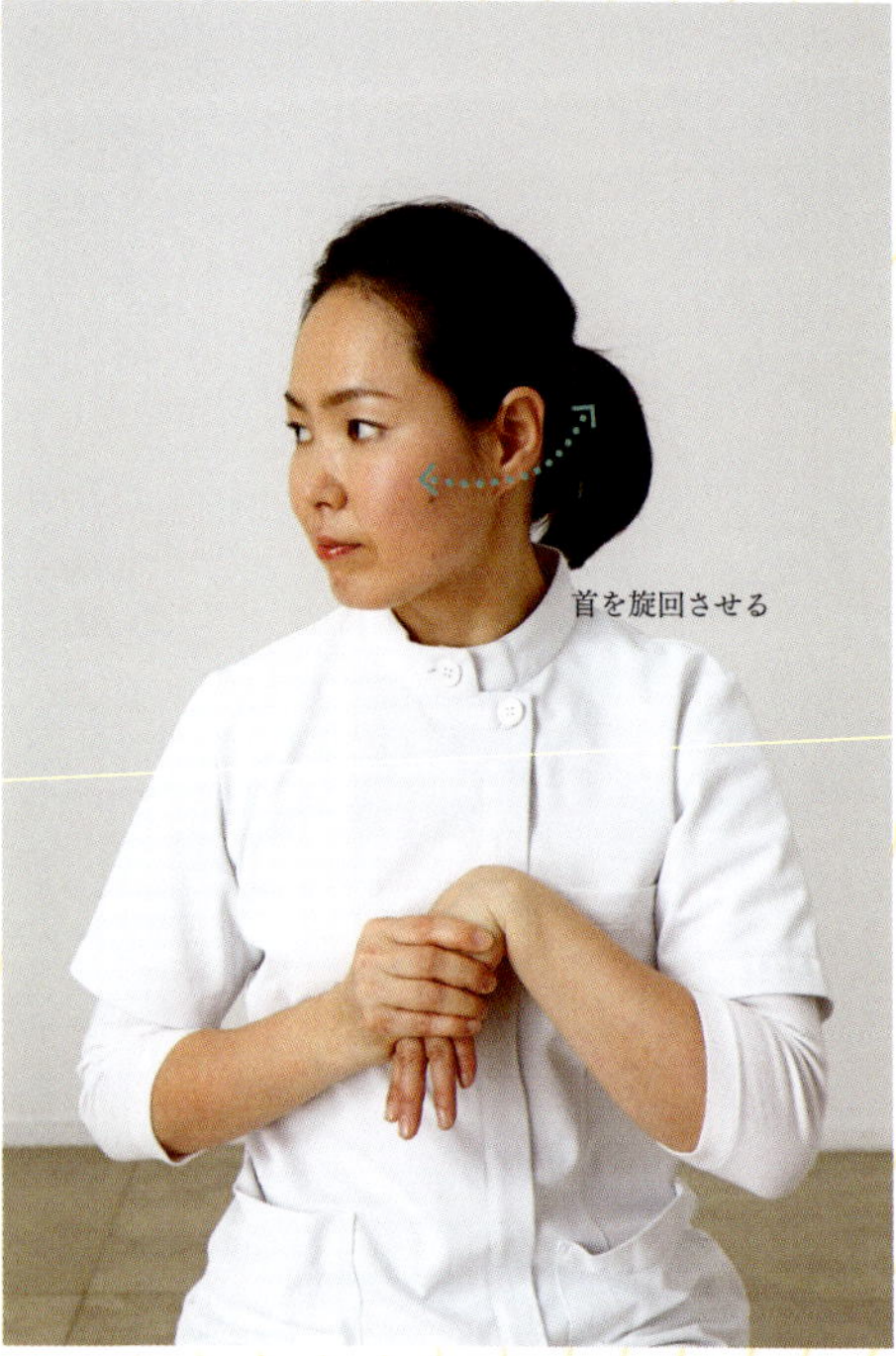

首を旋回させる

同様に反対側の手も行いましょう

首を左右にひねる動きをゆっくりくりかえす。
首のひねりがラクにできることを確認。

足先の緊張を断つ

1

長座になり太ももとお腹をつける

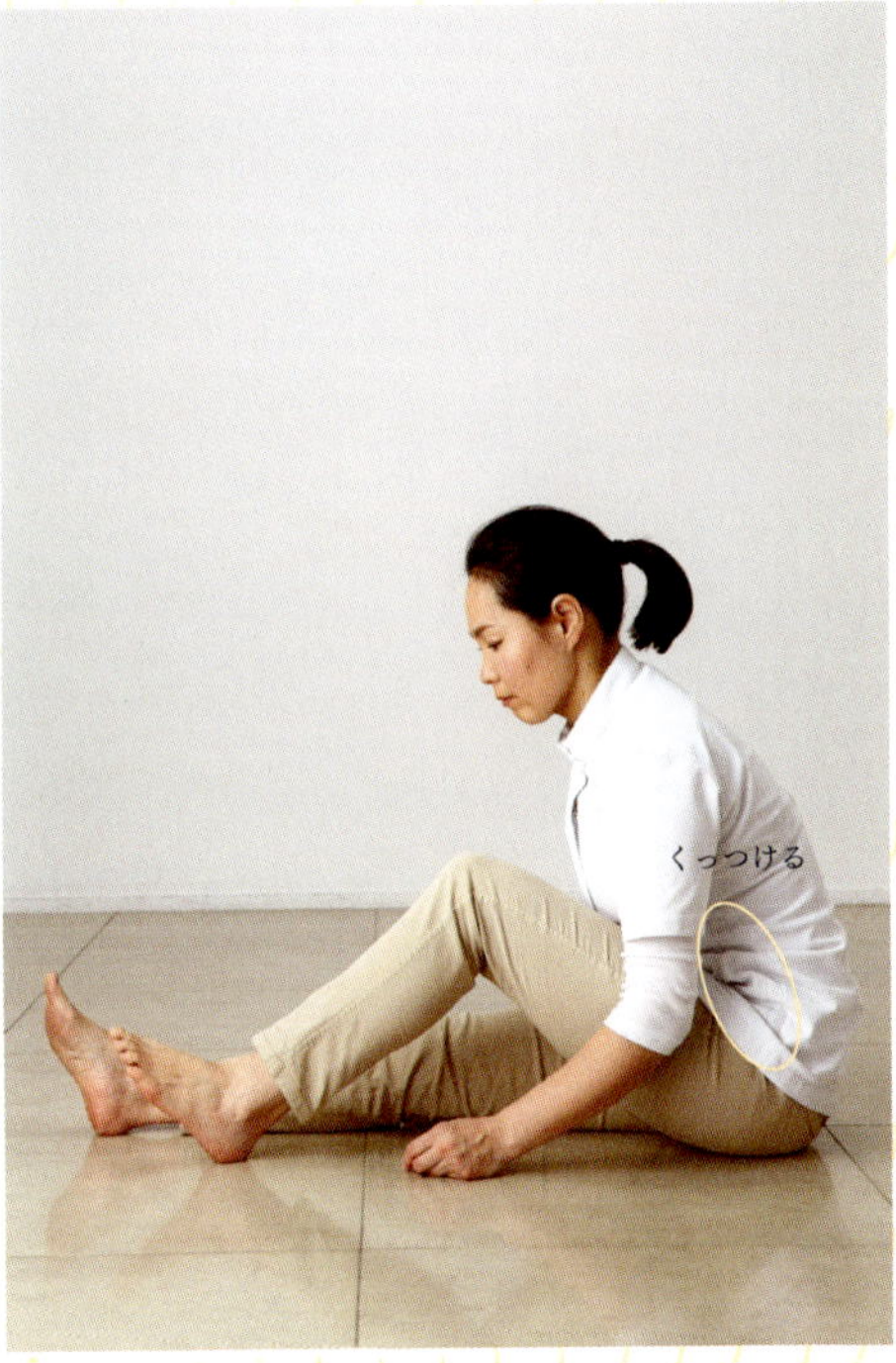

ケアする足の太ももと自分のお腹をピッタリとつけるようにして座る。

2

足指の根本からすべらせるように押す

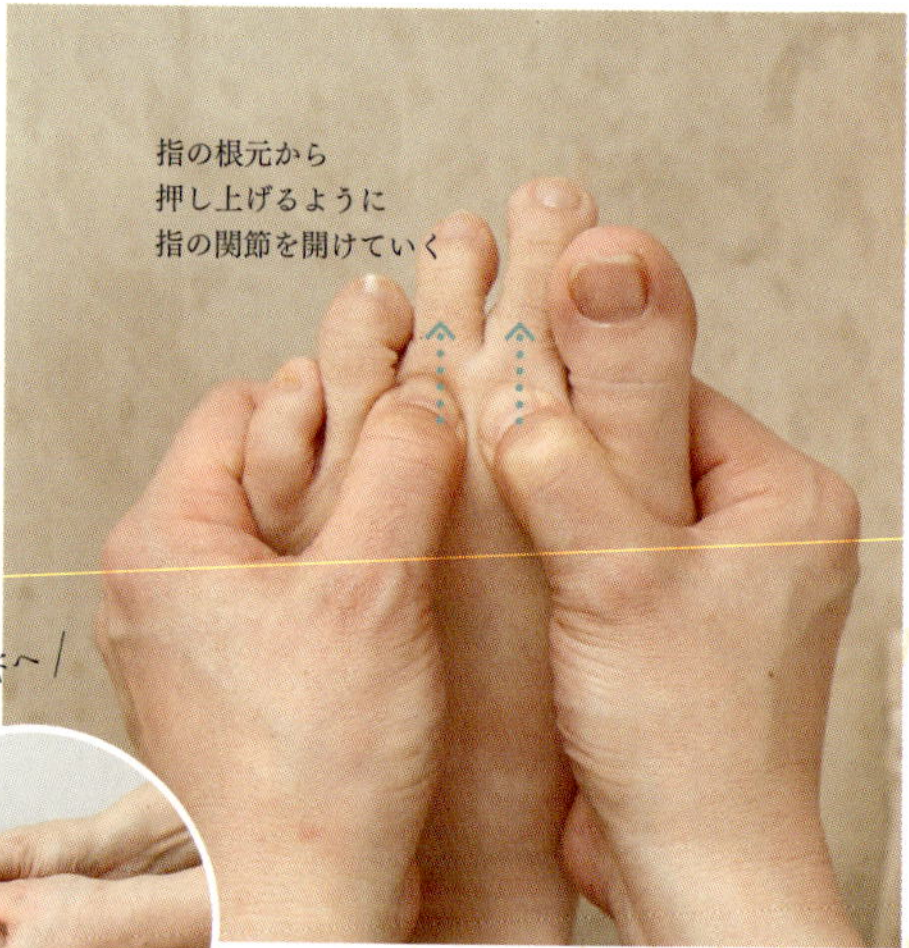
指の根元から
押し上げるように
指の関節を開けていく

指は45度下へ

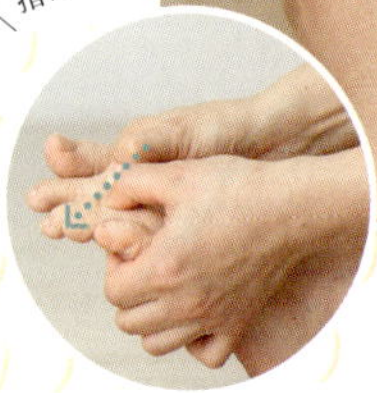

息をゆっくり吸いながら行うこと

足指の根本から指先に向かって押すと、指先がニョキッと出て関節が開く。それを1〜2本ずつ10秒ほどかけ、呼吸を入れながら行う。

3

右太ももに、左足首をかける

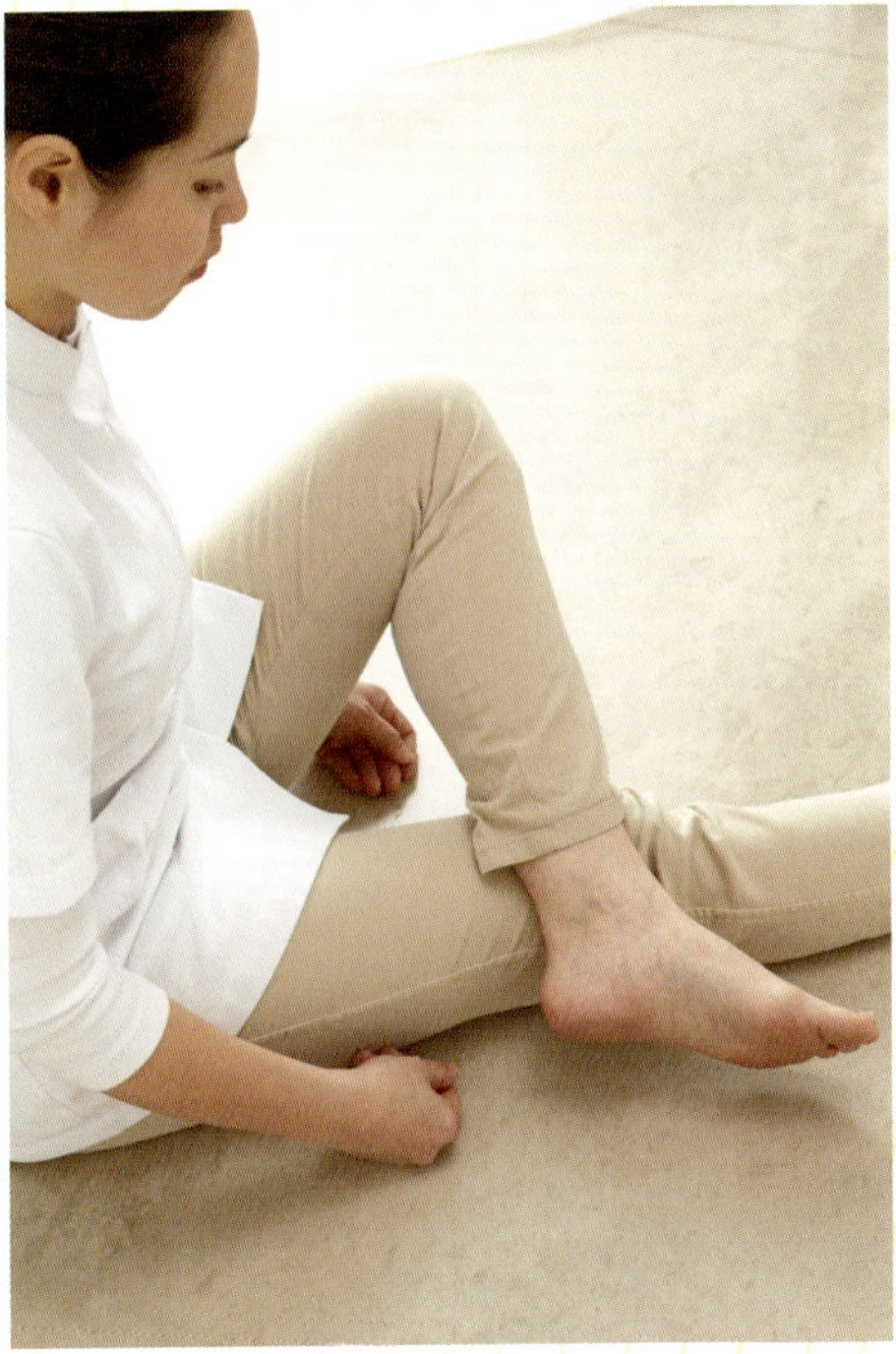

「足指の関節開け」が終わったら、次は「足の指折り」へ移るため、足を組みかえる。

4

足の親指を折りたたむ

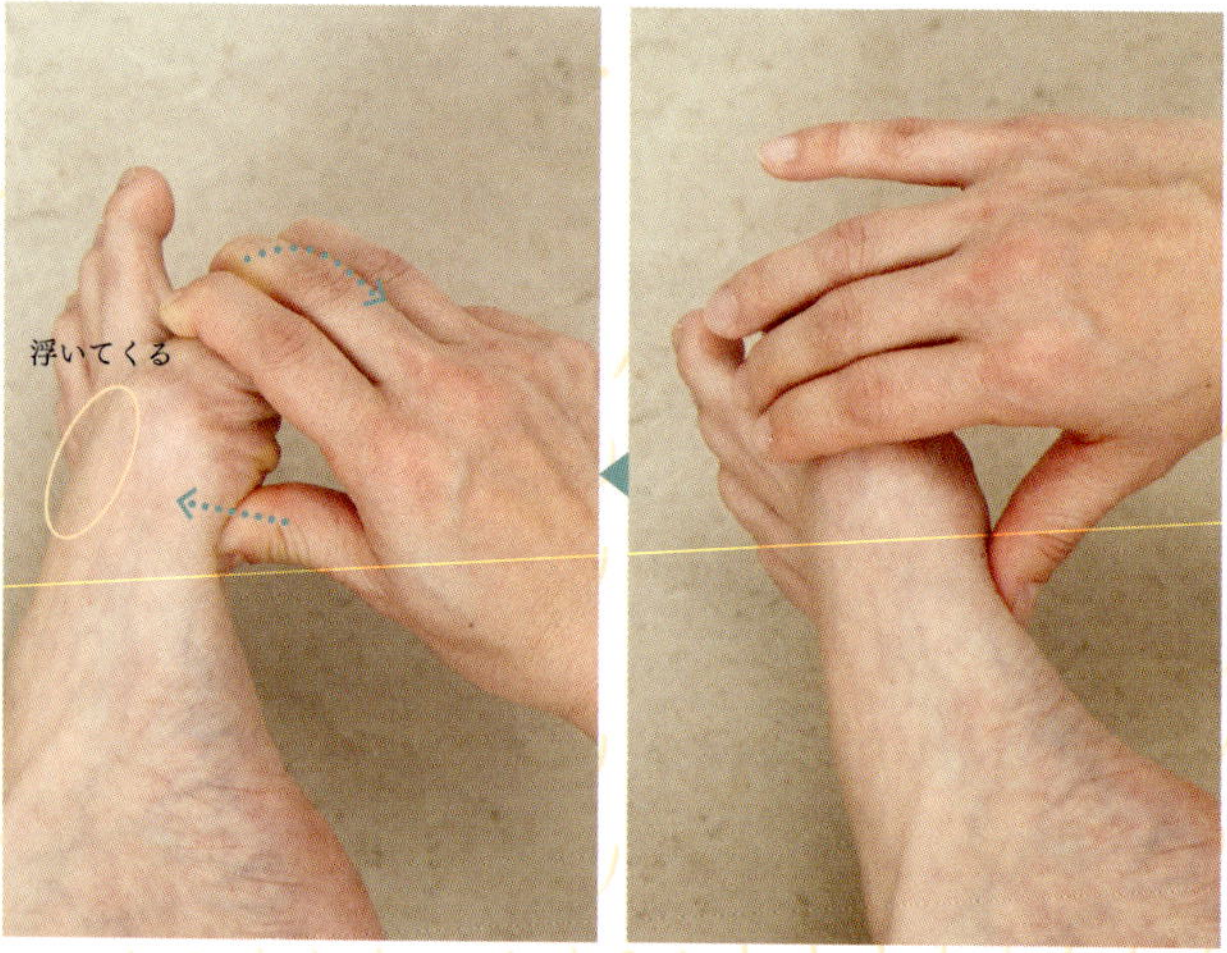

足裏に手を添えて足の親指を、弧を描くように折りたたむ。そのとき、5〜8秒かけて、お腹の底に落とすイメージで鼻からゆっくり息を吸いながら折りたたみ、吐く息に合わせてゆっくり戻す。

5

足の人差し指から小指までを折りたたむ

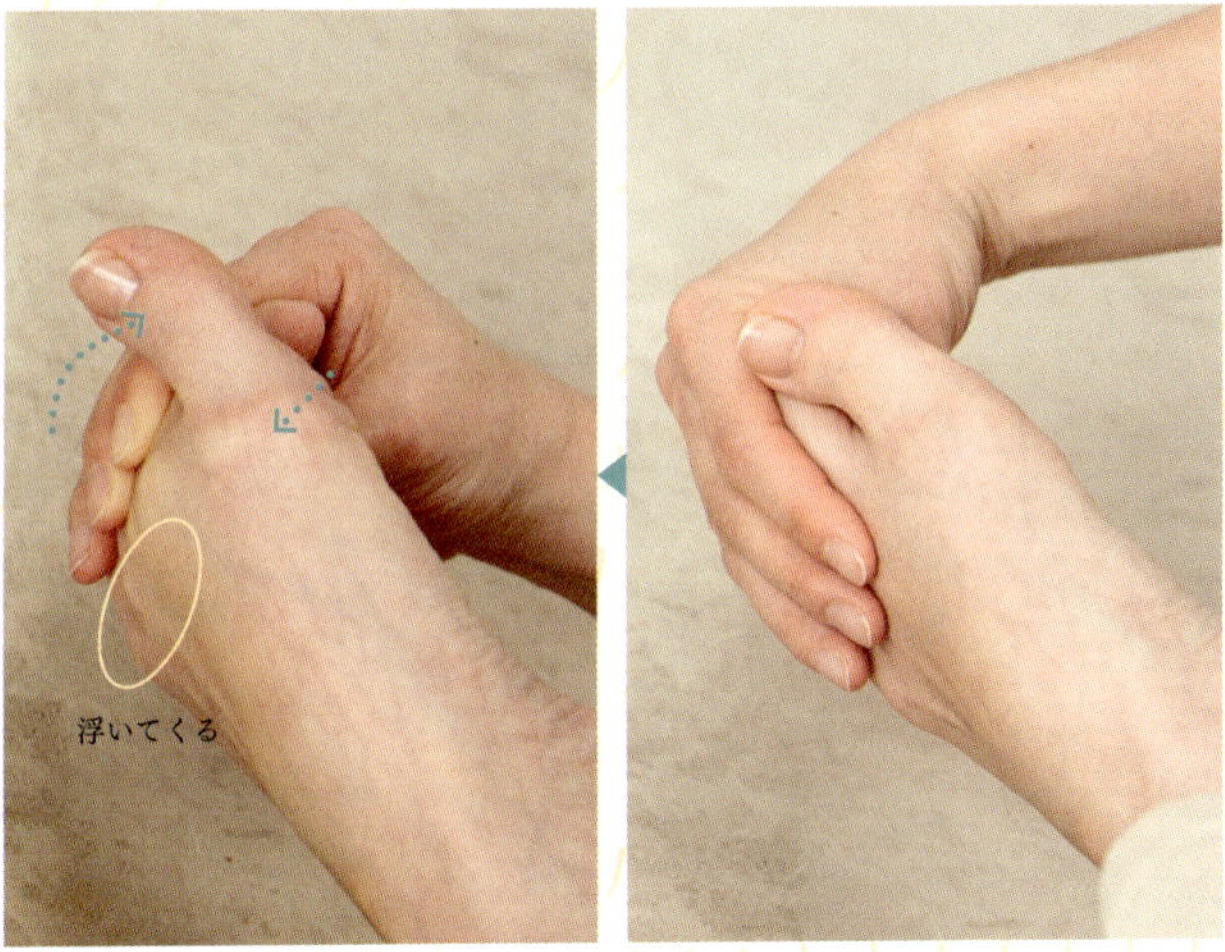

足の親指以外の四指を手でつかみ、テコの原理を使って弧を描くように折りたたむ。
4と同様に、5～8秒かけて呼吸をゆっくり鼻から入れていくこと。

6

足指の根本を束ねる

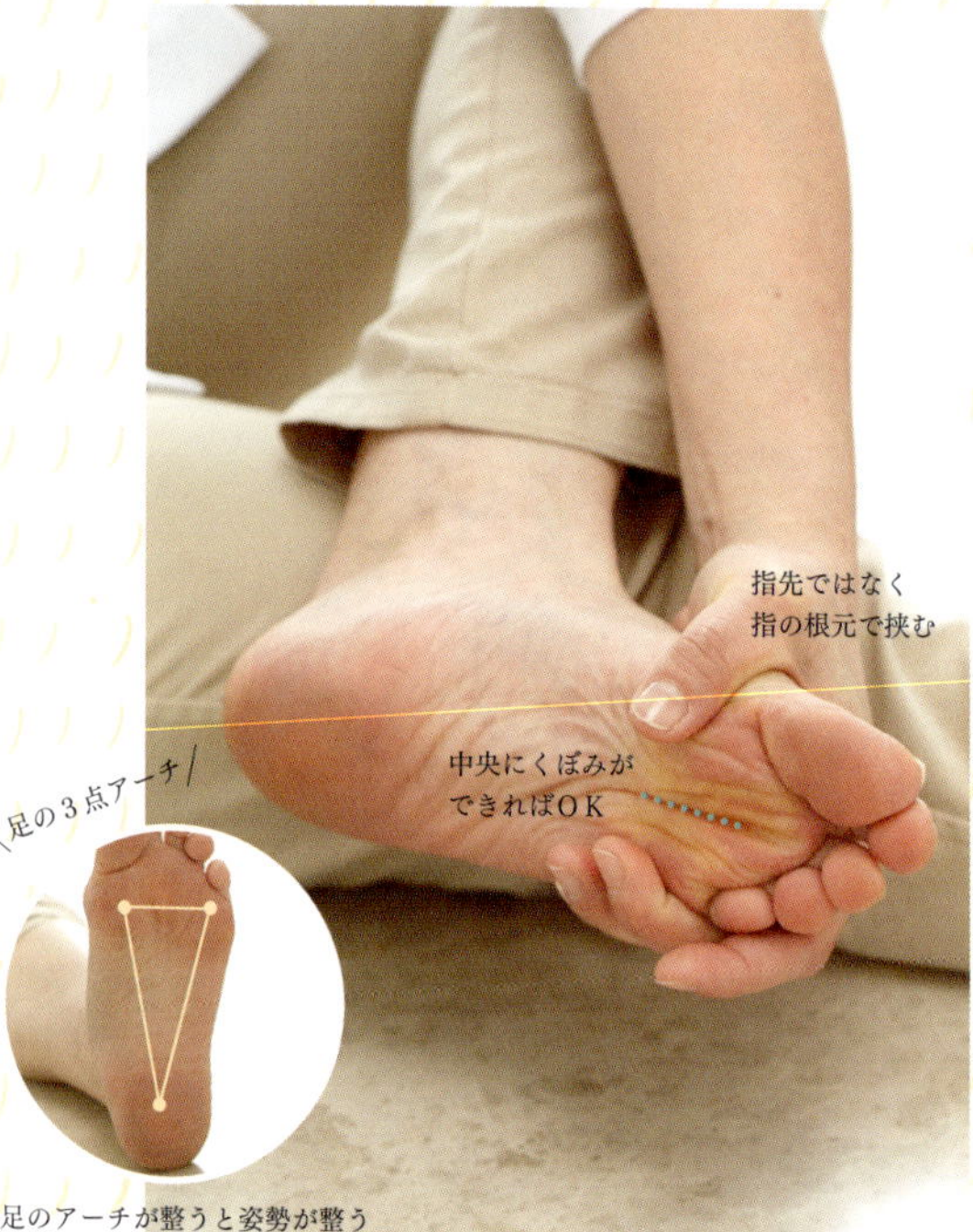
指先ではなく
指の根元で挟む
中央にくぼみが
できればOK
足の3点アーチ

足のアーチが整うと姿勢が整う

重心をとっている足裏の3点アーチを安定させるケア。足指の根本がアーチを描くように、手全体を使って挟む。

7

両手を重ねると安定しやすい

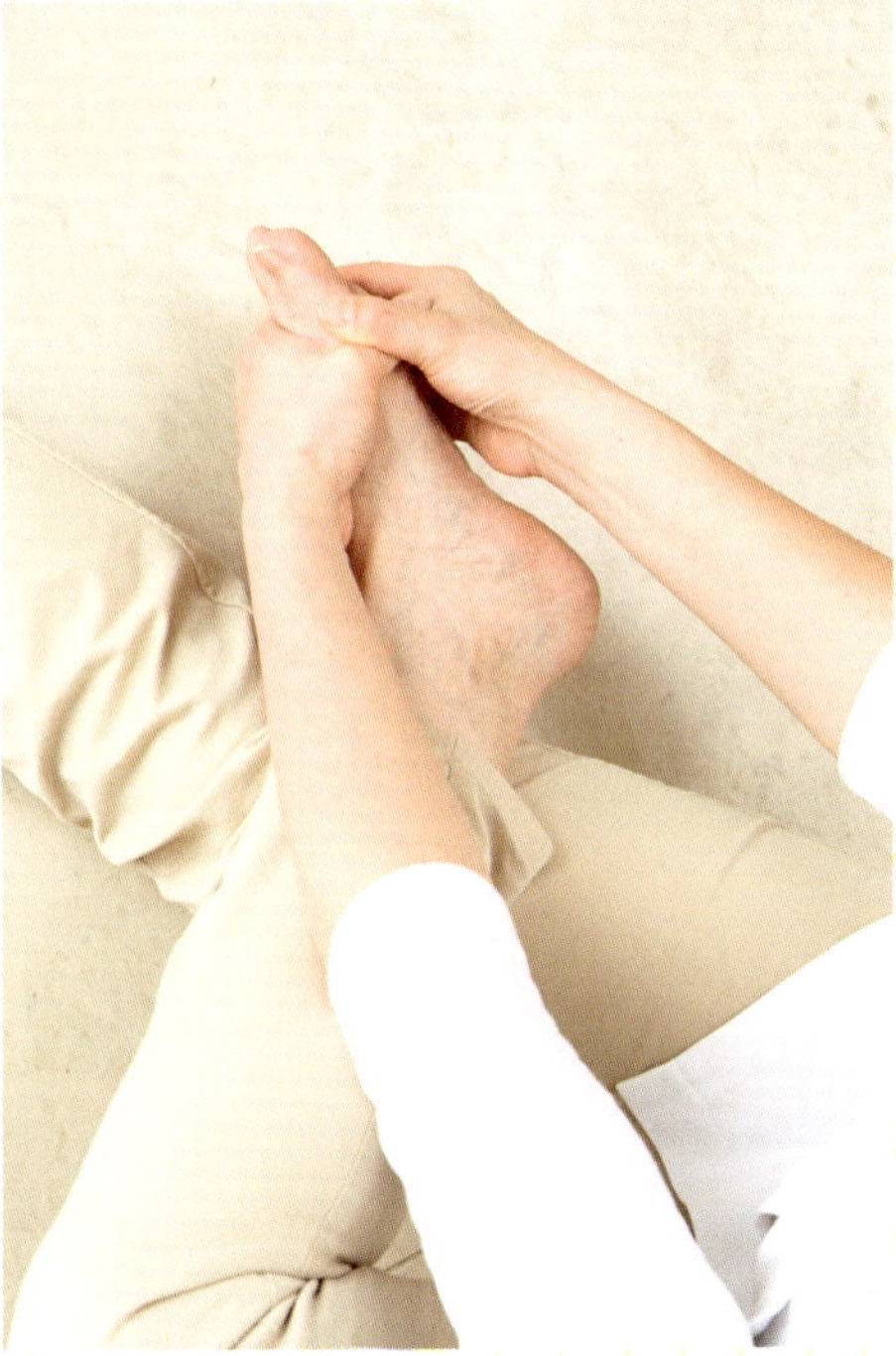

1～7を3セット行いましょう

束ねるとき反対側の手を一方の手に重ねると、より安定する。呼吸は5～8秒かけて鼻からゆっくり吸い、5～8秒かけて口から細く吐いていく。

{体感してみよう！}

森田式・肩こり治療は〝肩のない世界〟を作る

いまや現代病とも言える肩こりの問題。本気で肩こりを解消したいのであれば、肩だけでなく、手首、ひじといった腕全体の関節をゆるめるケアが欠かせません。

手、腕、首、肩は独立したパーツとして考えるのではなく、互いに連動している「ユニット」として考えることが大切です。

ここで紹介する**「肩の緊張を断つ動き」は、肩の関節を開放し、岩のように重かった肩の重みを瞬時に軽くしてしまう動きです。**それはまるで、最初から肩がなかったように思えるほど新鮮な感覚。

このケアを行うときは、最低でも3回はくりかえしてください。何度もこの動きを体感しながら、〝肩のない世界〟を体に記憶させていきましょう。

{ 体感してみよう！}

体の芯から強く、生命力を向上させる森田式・丹田呼吸とは？

最後に、誰もがたちまち元気になってしまう、とっておきの呼吸法をみなさんにお教えしましょう。

丹田《たんでん》とは人間の体の中心にあたるところで、足腰の強さをはじめ、腸の動き、血流などの全身循環、精神的な安定に影響するとても大切な場所です。

腹の底に落とし込んでいく丹田《たんでん》呼吸は、疲れやすい、体力に自信がない、産後の回復が遅いなど根本的な体質を改善したい方、自然治癒力を上げたい方にはとくにおすすめの呼吸法。

もちろん腰痛、肩こりといった個別の不調の基礎ケアとしても有効で、健康になりたい人なら誰がやっても損はありません。

不調体質の人は20分、健康を維持したい人は5～10分を目安に、おやすみ前など落ち着ける時間に行うと良いでしょう。

肩の緊張を断つ

1

立ち姿勢で1回深呼吸

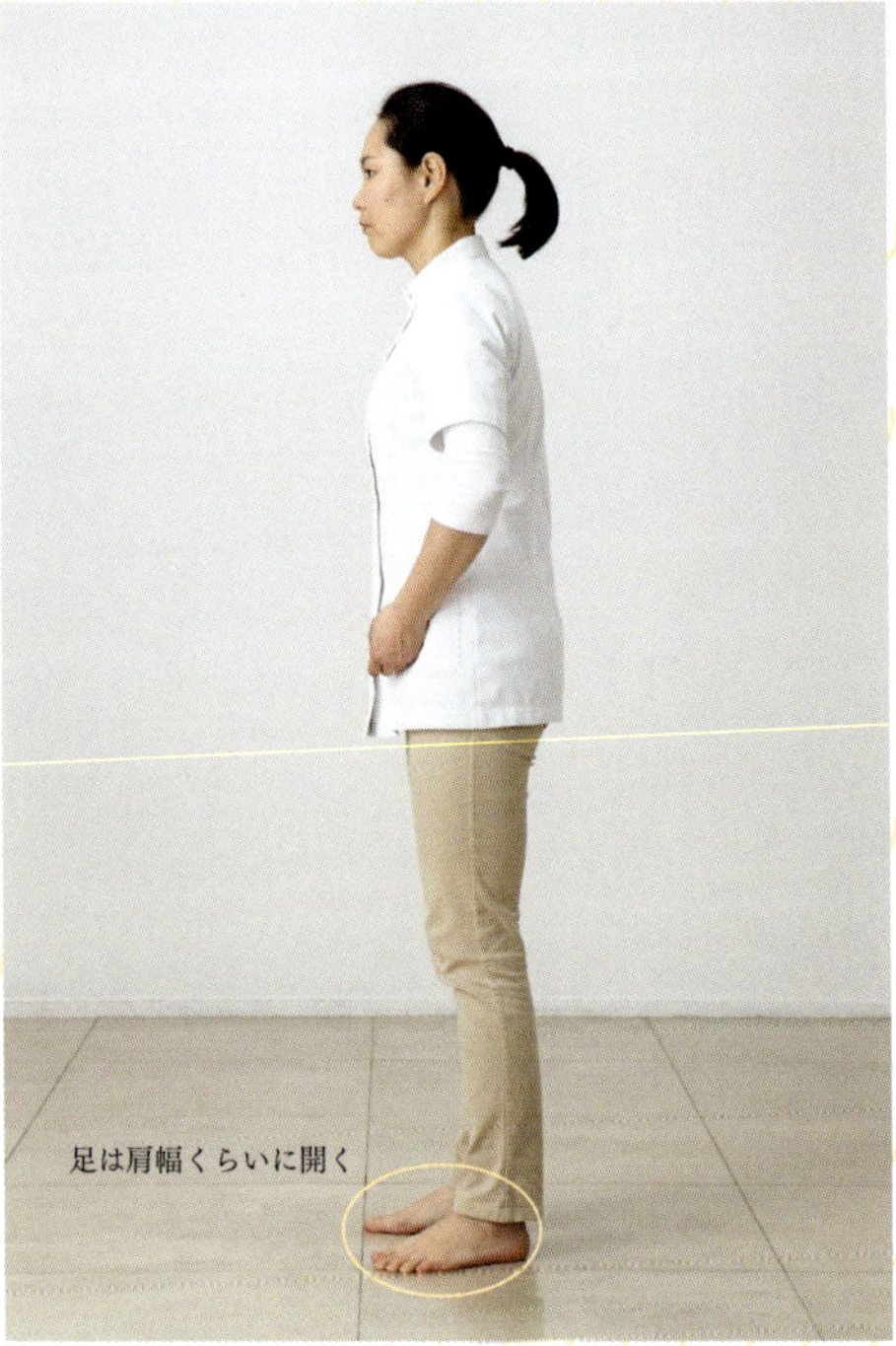

足を肩幅くらいに広げて立ち、今の深呼吸の状態を確認する。

2

立ったまま前屈する

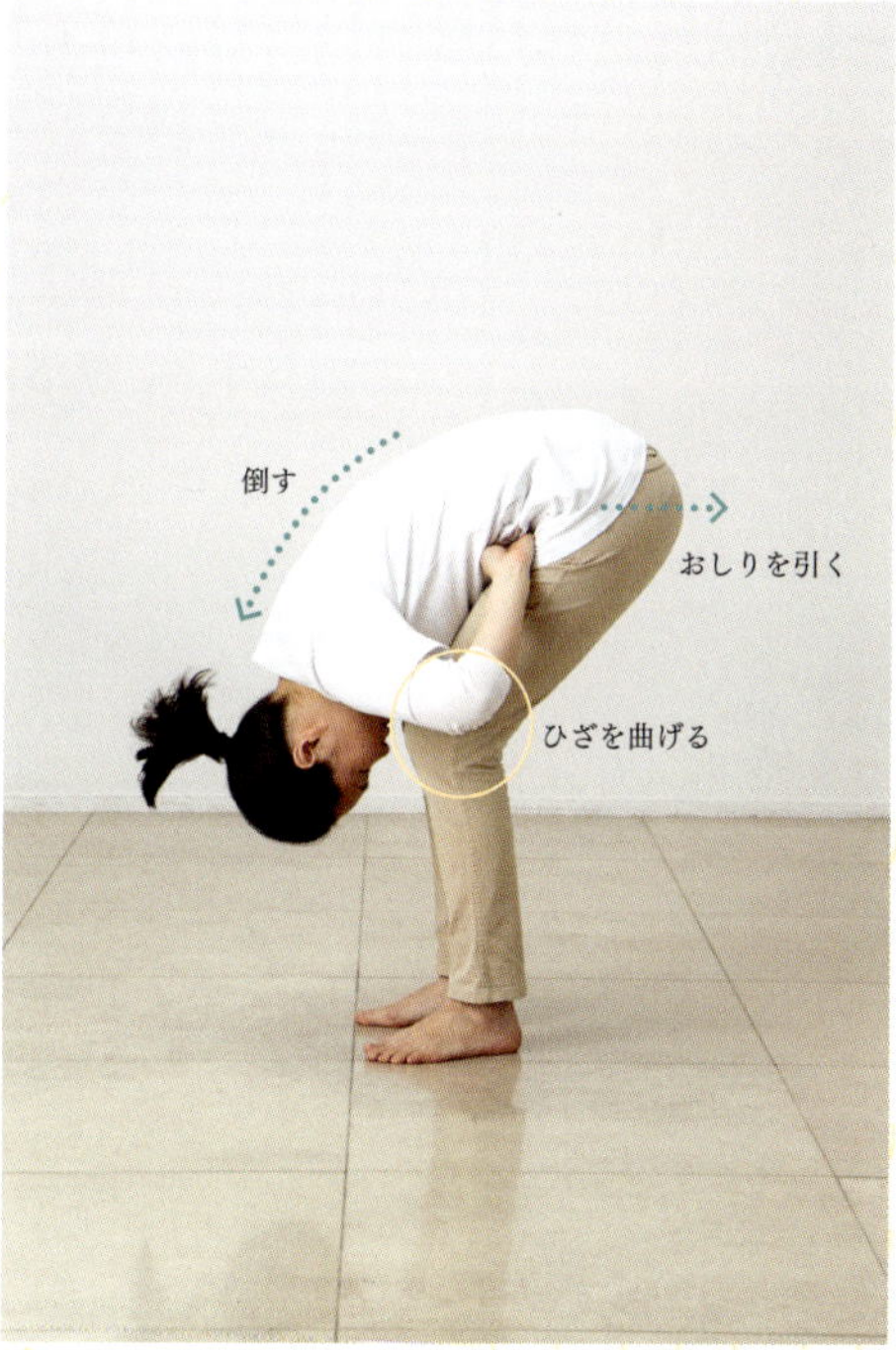

おしりを後ろに引き、股関節とひざをやわらかく使って力みが出ないように前屈する。

3

頭と腕をダランと下ろす

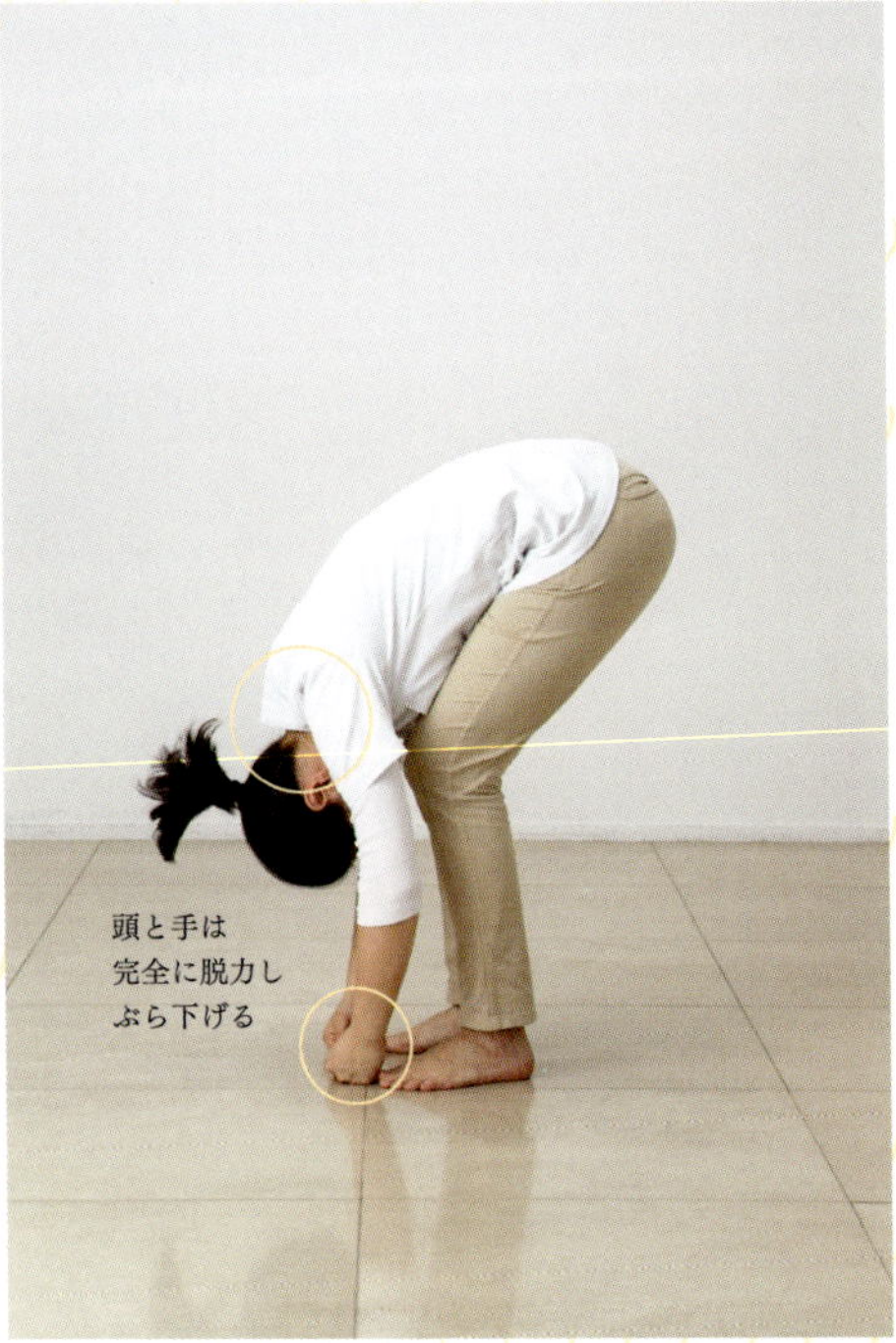

頭と腕を完全に脱力させ、ぶらんとしたまま床方向に下げる。息を止めないよう注意する。

4

手のひらを首の根本に置く

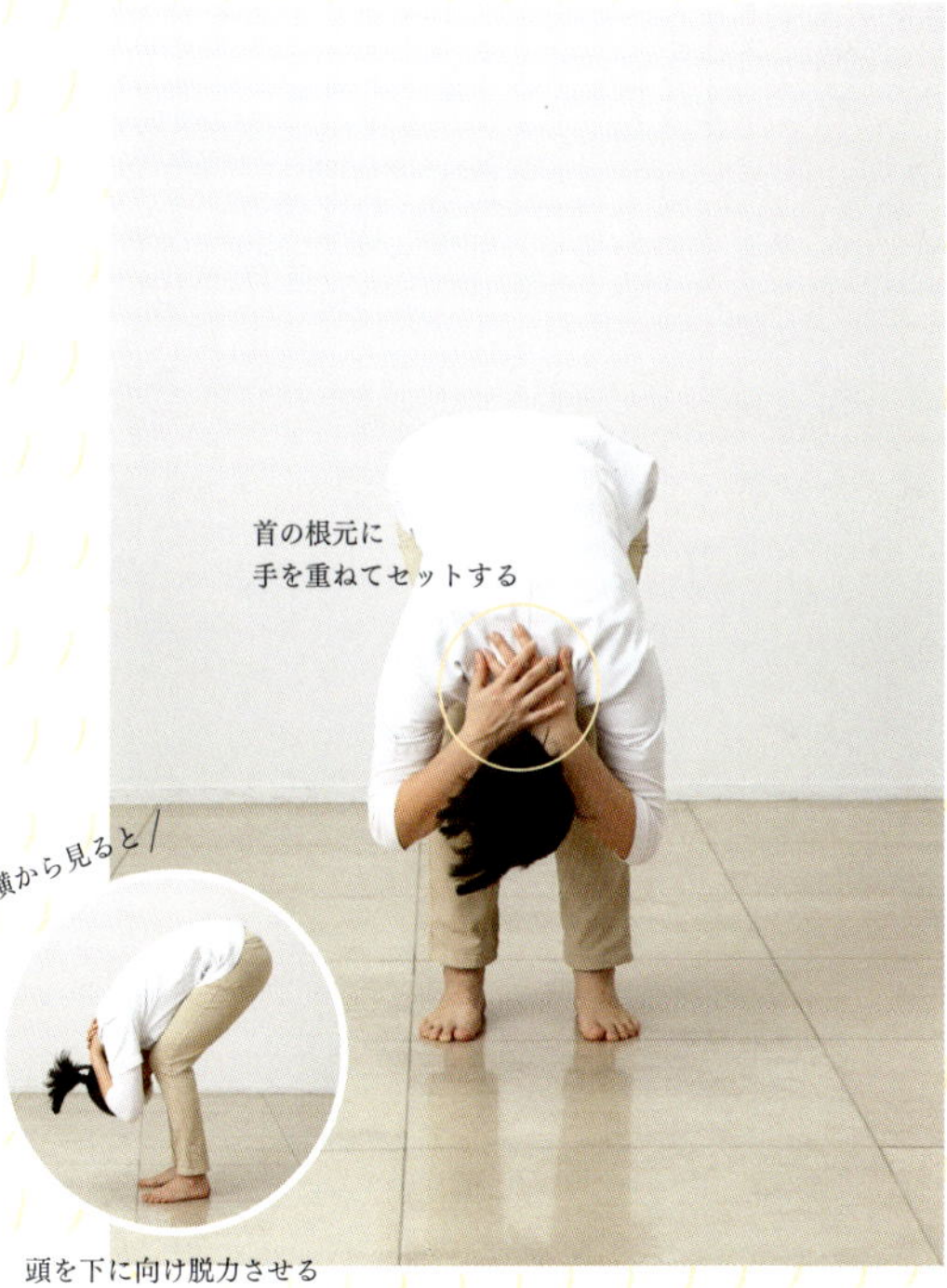
首の根元に
手を重ねてセットする
＼横から見ると／

頭を下に向け脱力させる

両手のひらを首の根本に添える。息を吐き、体全体を沈ませるようにしてひじを脱力させる。

5

手はそのままの状態で体を起こす

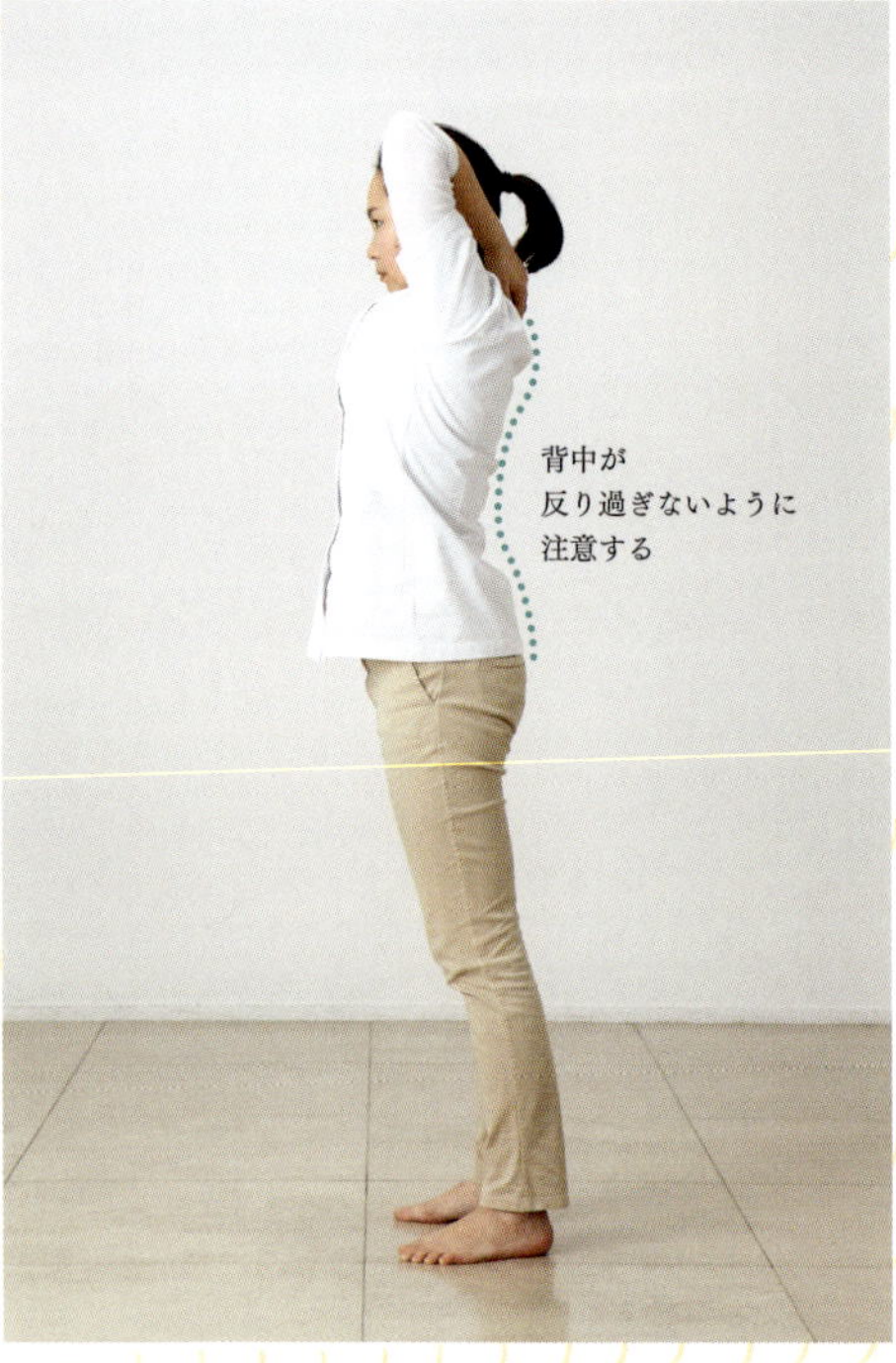

首の根本に両手を添えたまま、背中が反らないように注意して体をゆっくり起こす。

6

ひじ下の曲げ伸ばし

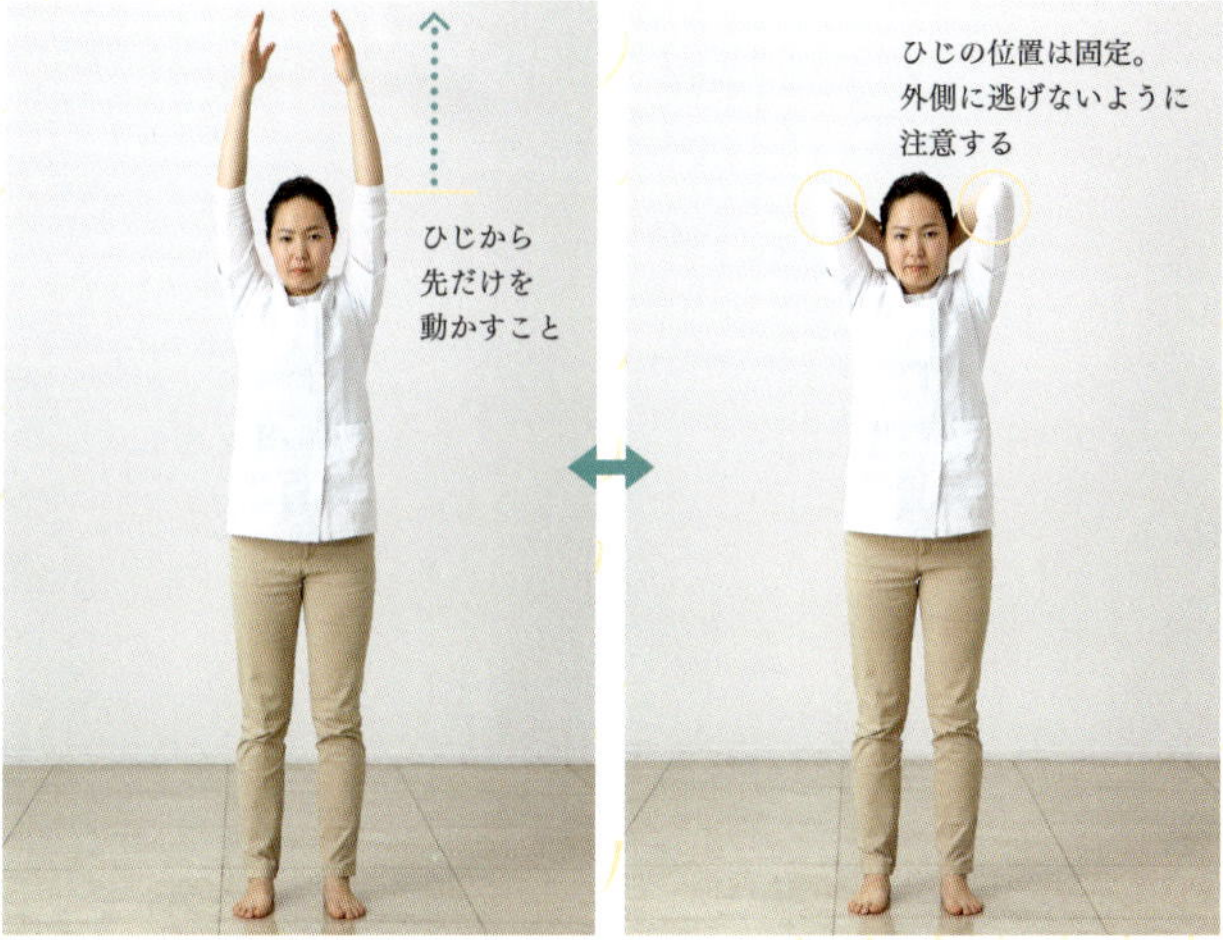
ひじから
先だけを
動かすこと
ひじの位置は固定。
外側に逃げないように
注意する

ひじをしっかり固定し、ひじ下の曲げ伸ばし運動をゆっくり5回くりかえす。

7

ゆっくりと手を下ろし深呼吸

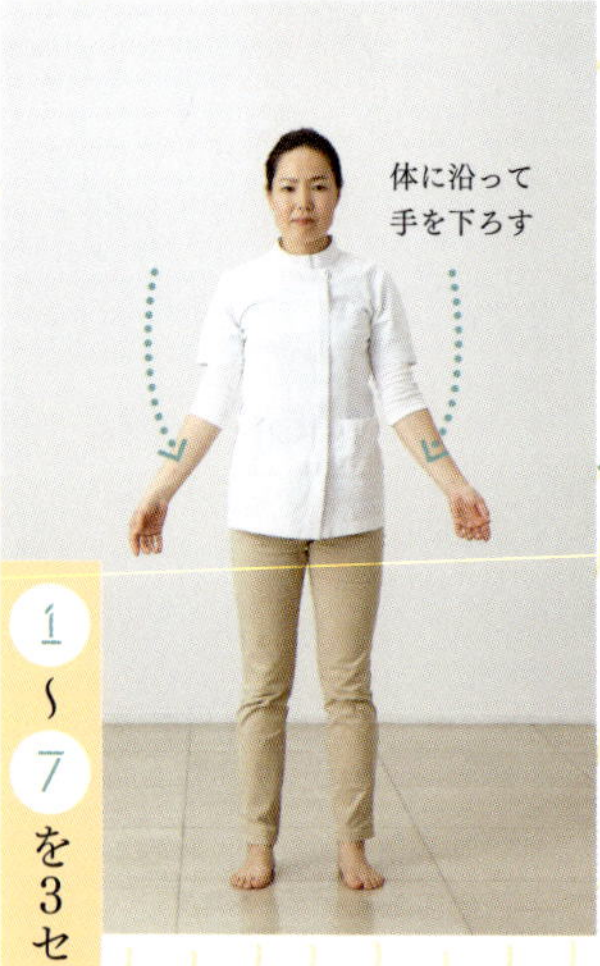

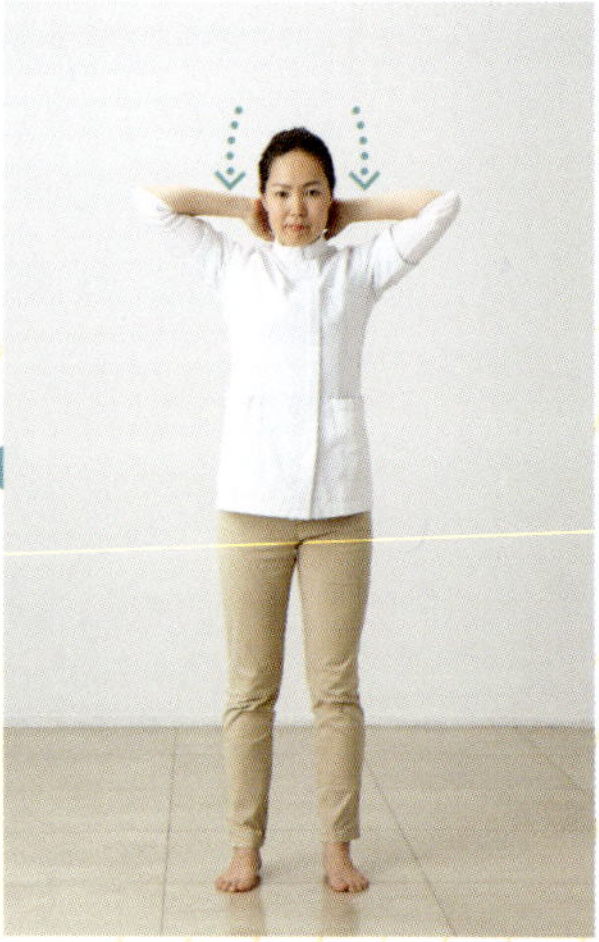

1～7を3セット行いましょう

手を下ろすときも、体に沿わせるようにゆっくり手を下ろす。その後、1回深呼吸をする。

森田式・丹田呼吸

1

あおむけになり丹田の位置を確認

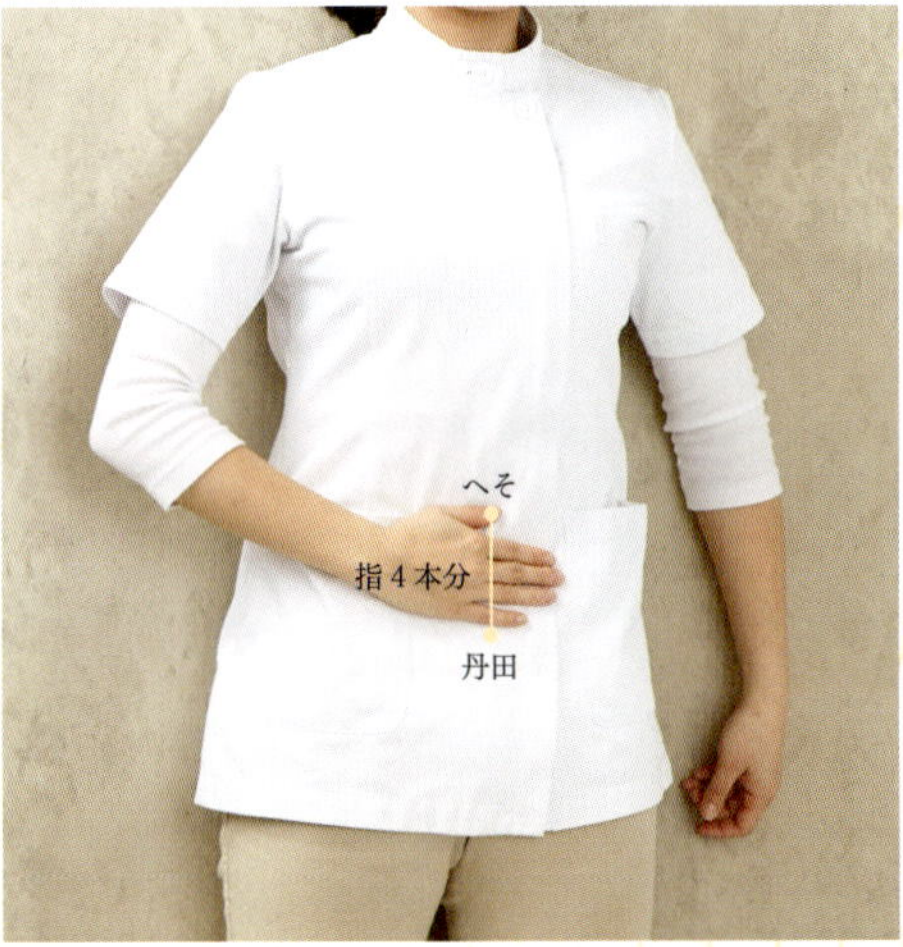

丹田は、おへそから自分の手の指4本分下の位置にある。

2

丹田をふくらませながら深呼吸を行う

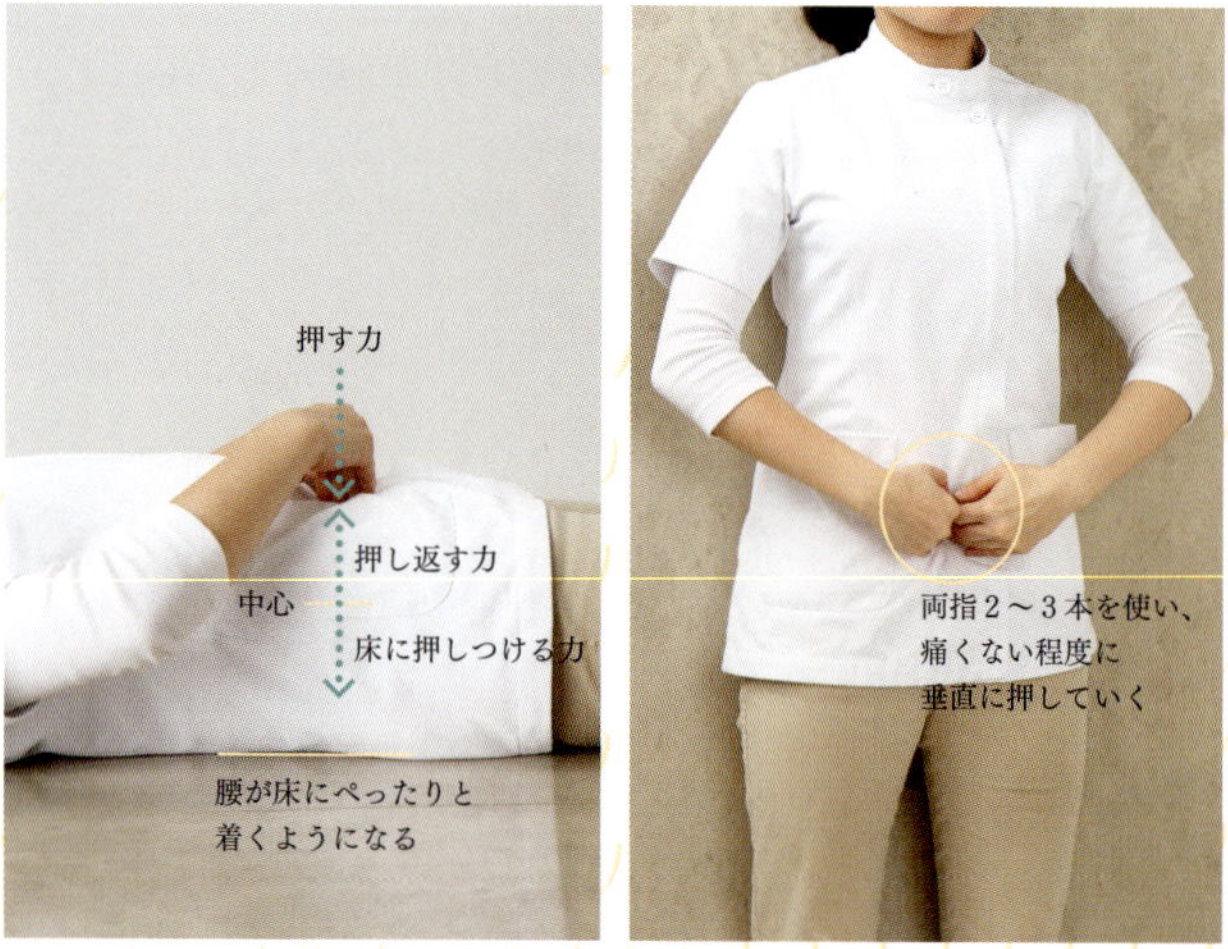
押す力
押し返す力
中心
床に押しつける力
腰が床にぺったりと
着くようになる
両指2～3本を使い、
痛くない程度に
垂直に押していく

手の指を丹田にセット。指を押し返すように下腹部腰をふくらませて深呼吸。

ふくらませるとき、5～8秒かけて鼻からゆっくり息を吸い、戻すときは10～20秒かけて口から細く長く吐いていく。

2+α

軽く頭を持ち上げるとわかりやすい

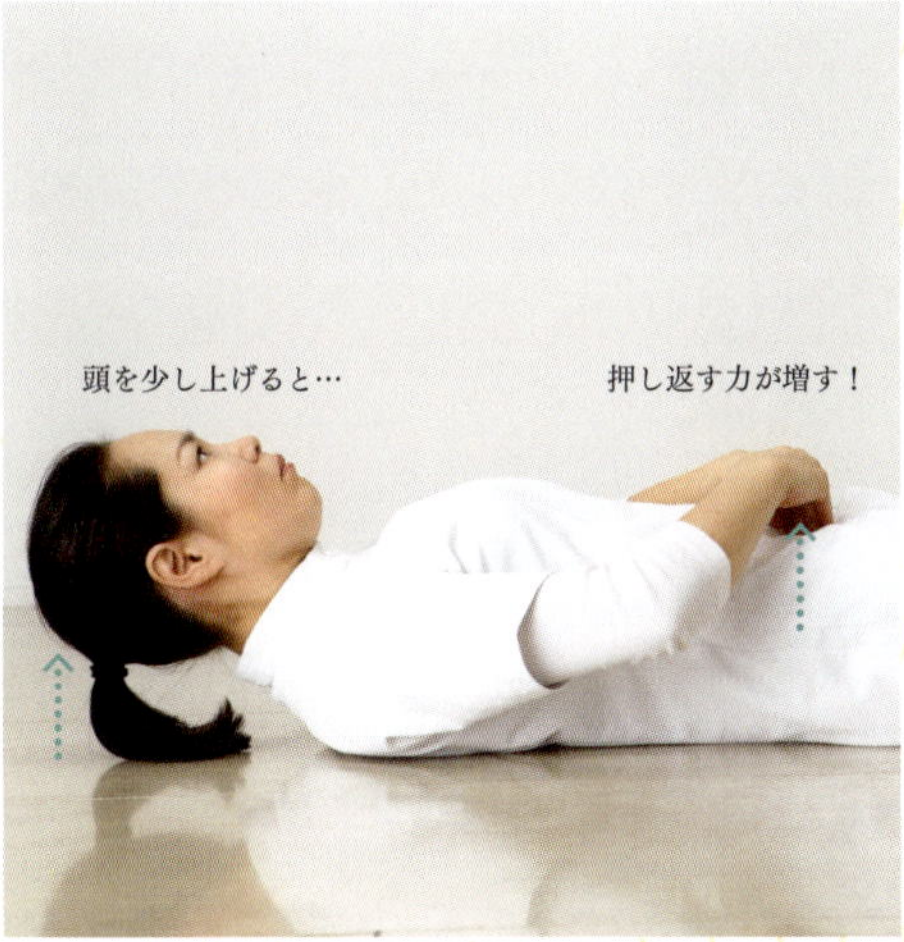

押し返す感覚がわからない場合は、やや頭を持ち上げると指に反発を感じることができる。
※丹田以外の部分（とくに胃とおしり）に力が入らないように注意すること。

おわりに

過去の積み重ねが今を作り、今の積み重ねが未来を作る。あなたは、どんな未来を描きますか？

私のところに来るクライアントさんたちは、今の自分はもちろん、未来の自分に対しても不安を抱えて来院されます。そんなクライアントさんたちに言うことがあります。

「今のあなたの体は、過去のあなたの習慣が表現されたものです。同時に、今、何をするかが未来のあなたを決めると私は考えています」

心の状態、姿勢、振る舞い、そして呼吸……それらすべての習慣が、まだ見ぬ未来のあなたを作ります。

そして、自分の体質や不調に悩んでいるのであれば、今を変えることで未来を変えることができます。

そのために、もっとも信頼できるやり方が、呼吸を整えること。

深く呼吸ができる体を作ることで、それが根本的な体質改善、不調克服だと私は考えています。

なぜならば、人間は呼吸をしないと生きていけませんし、呼吸をしないで生きている人間は存在しないからです。

呼吸は生命の根本ですので、体の事を考えるとき、呼吸を無視することはできません。

心が乱れれば呼吸も乱れます。姿勢が乱れれば、呼吸も乱れます。動き（振る舞い）が乱れれば、呼吸も乱れます。逆もしかりです。呼吸が乱れると、マインド、姿勢、振る舞い、そのすべてが乱れます。

呼吸という存在は、心と体（姿勢、振る舞い）とつねに一体となって人間に深く関わっています。

逆に言えば、呼吸を整えることをきっかけに、心・姿勢・振る舞い、それらを変えることができるのです。

深呼吸できる体を得ることで、心を落ち着かせ、姿勢はムリなく自然に、振る舞いも丁寧になります。

「しっかり吸えているのか？」

「しっかり吐くことができているのか？」

「自分の力みによって呼吸の持つ力、自然治癒力を邪魔していないだろうか？」

このあたりまえ過ぎて見落としてしまう呼吸、息をするということの知恵とコツをできる限り紹介してきました。あなたの未来を創るひとつのきっかけになって欲しいと願っています。

今は自分の思う体でなくとも、今この瞬間から、あなたの目指す未来への一歩を踏み出せば、その一歩は、あなたの目指す世界へと続いていくと、私は確信しています。

最後に、この本を出版するにあたって、様々な協力を買って出てくれたナナデェコール・神田恵実さん、いつも力強く背中を押してくれる透視ヒーラー・井上真由美さん、身体に関する無限の知恵と創意を授けてくれた碓井流活法総導師・碓井誠先生、良き理解者でいてくれるスカイブルー・魚見幸代さん、私にチャンスをくれたワニブックスの青柳さんと吉本さん、ライターの江川さん、他にも紹介しきれないほど大勢の方のお力をお借りしています。そして、いつも私を見守ってくれる両親と兄弟、最愛の息子と夫に心から感謝いたします。

治療家　森田愛子